I0766297

Romain Gagnon, ing.

Vivre mince, gourmand et en santé

L'avenir de la nutrition appartient à la préhistoire

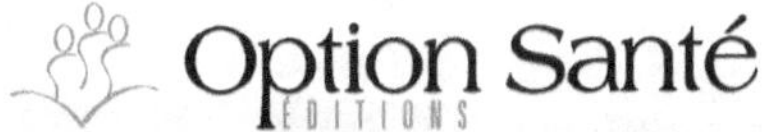

Option Santé
EDITIONS

Catalogage avant publication de la Bibliothèque nationale du Canada

Romain Gagnon, 1963
Vivre mince, gourmand et en santé. L'avenir de la nutrition appartient à la préhistoire.
/ Romain Gagnon.

Comprend des réf. bibliogr. et index.
ISBN 978-1-708209-04-9

1. Nutrition. 2. Alimentation. 3. Aliments. 4. Santé.
I. Titre.

TX353.G34 2004   613.2
C2004-905714-6

Les Éditions Option Santé Enr.
675, Marguerite Bourgeoys, Québec (Québec) Canada G1S 3V8
Téléphone : 1 (418) 687-0245, Télécopieur : 1 (418) 687-1166
http://www.optionsante.com et info@optionsante.com

Mise en page : Chalifour Communications inc
Page couverture : Illustration de Caroline Bédard
Photogravure et impression : AGMV Marquis
Photographie de l'auteur : Pierre-Paul Poulin
Révision syntaxique : Claude Ducharme

Dépôt légal : 4ᵉ trimestre 2004
Bibliothèque nationale du Québec
Bibliothèque nationale du Canada
ISBN 2-922598-21-7

Distributeurs exclusifs

Canada	France	Belgique	Suisse
Messageries ADP	**DG Diffusion**	**Vander S.A.**	**Transat S.A.**
955, rue Amherst	rue Max Planck BP 734	321, Ave des Volontaires	Route des Jeunes, 4ter.
Montréal, Québec	31683 Labège Cedex	B-1150 Bruxelles	Case postale 1210
H2L 3K4	France	Belgique	1211 Genève 26, Suisse
(1.514) 523.1182	(011.33) 5.61.00.09.99	(011.32) 27.61.12.12	(011.41) 22.342.77.40

Imprimé au Canada

Sommaire

*« Qui n'aime ni les huîtres,
ni les asperges, ni le bon vin
n'a pas d'âme et pas d'estomac ».*

Hector Hughes Munro

Remerciements

La rédaction de ce livre a nécessité un travail colossal. Sa publication a été rendue possible grâce à la collaboration de plusieurs amis et collègues et ce, sur une base purement bénévole. Je me dois donc de remercier ici tous ces gens qui m'ont chaleureusement appuyé dans ce projet.

D'abord et avant tout, je suis particulièrement reconnaissant envers le Dr Marie-Josée Dubois, qui a non seulement travaillé fort à la révision médicale de mon manuscrit, mais a su également démontrer une grande ouverture d'esprit.

Je remercie Claude Ducharme, Brigitte Desrosiers, Ph. D., Me Catherine Gagnon et Me Marie-Hélène Sirois pour la révision littéraire du manuscrit.

Je remercie Chantal Castonguay, mes collègues ingénieurs Luc Philbert, Martin Blier et Guy Sauvé ainsi que le Dr Maurice Somma pour leurs conseils judicieux.

Finalement, je remercie Yvon Dallaire, éditeur pour avoir cru en moi et donné le coup d'envoi à ma carrière d'écrivain.

À mes deux princesses,
Virginie et Pénélope

Préface

Au départ, je suis demeurée perplexe à l'idée de réviser un livre de nutrition écrit par un ingénieur. Quelle était donc la motivation de Romain Gagnon, me suis-je demandée, qui a entrepris avec autant de rigueur que d'enthousiasme l'analyse de tout ce qui a été publié de notoire sur un thème fondamental s'il en est un, celui de la nutrition ?

Et, j'ai peu à peu découvert un être curieux, préoccupé par son état de santé et celui de ses pairs, ayant décidé de porter un regard neuf et vivifiant sur la vaste panoplie d'informations dont nous sommes sans cesse envahis et dont on ne sait si elles sont crédibles ou non. Avec son esprit scientifique averti, Romain s'est donc appliqué à démêler le bon grain de l'ivraie, afin de nous dresser un bilan qui s'avère attristant et même alarmant à plusieurs égards. Qu'à cela ne tienne, « À vaincre sans péril, on triomphe sans gloire ! » Car c'est ainsi que devant un défi de taille il a réagi, décidant de façon audacieuse d'élaborer un nouveau mode d'alimentation qu'il a qualifié de néopaléolithique. Cette proposition m'apparaît d'autant plus intéressante qu'elle est englobée dans une démarche beaucoup plus large qui contribue, par différentes facettes, au bien-être global de l'être humain. Si l'on s'approprie les divers aspects positifs que ce livre recèle, on peut donc en tirer un nouveau mode de vie, au-delà du simple fait de mieux s'alimenter.

À prime abord, on peut être interloqué ou même choqué par certaines affirmations de l'auteur, comme j'avoue moi-même l'avoir été ; quoiqu'il en soit, on sera immanquablement interpellé par les questions qu'il soulève et les prises de position osées, mais toujours fortement étayées, qu'il nous présente. Les interrogations suscitées par ces réflexions soulèveront-elles une nouvelle polémique ? Peut-être bien, et c'est même à espérer, car voilà qui est très sain et reflète tout l'apport nouveau qui vient inévitablement nous bousculer un peu. Mais n'est-ce pas ainsi qu'évoluent, depuis toujours, l'être humain et les sociétés dans lesquelles il vit ? Soit en s'inspirant de l'apport original et souvent visionnaire de quelques esprits avant-gardistes, qui ont le courage et l'audace de questionner les idées reçues et d'ignorer les lieux communs pour entamer une réflexion renouvelée sur ce qu'on prenait pour acquis depuis trop longtemps.

Intrépide Romain, intrigants résultats, alléchante bonne chère néopaléolithique qui, par sa seule consonance, nous convie à la table de nos ancêtres pour mieux redécouvrir et, par là, mieux se réapproprier une partie de leur savoir inné, que guidait un puissant instinct. C'est donc en y faisant appel que l'homme paléolithique se nourrissait, ce qui ne l'empêchait probablement pas d'être épicurien à sa façon.

L'ouvrage de Romain Gagnon a ceci de singulier qu'il s'adresse bien sûr à notre intellect d'abord et avant tout (il recèle d'ailleurs un potentiel éducatif très poussé), mais aussi qu'il laisse place à la passion, ce qui ne peut que réjouir l'hédoniste qui sommeille en chacun de nous. Ainsi se rejoignent enfin l'utile et l'agréable, l'intelligence et le plaisir des sens, l'éducation et la nutrition.

Nous sommes donc invités à réfléchir sur la portée de nos choix alimentaires, lesquels deviennent en quelque sorte le reflet de nos valeurs, des priorités que l'on veut mettre de l'avant pour notre mieux-être et celui de nos enfants.

Romain Gagnon nous convie à aiguiser notre sens critique, à voir au-delà des images toutes faites qu'on veut nous faire avaler toutes crues. À nous de saisir cette occasion qui nous est offerte de raviver notre conscience sociale, de poser des gestes concrets qui feront de nous, des êtres plus heureux et équilibrés, mais aussi des citoyens responsables et engagés, qui prennent en main leur état de santé plutôt que d'attendre de l'État qu'il le gère à notre place.

L'acte de manger, de s'activer physiquement, de demeurer vigilants dans nos choix, tout cela a une portée familiale, sociale et même politique, au-delà des bénéfices personnels que nous pouvons en tirer.

Je vous laisse donc à cette lecture qui vous captivera, tant par son style percutant, dynamique et très personnel, que par son contenu si pertinent et nécessaire.

Je remercie Romain pour la confiance qu'il m'a témoignée en me partageant ses idées et en me donnant l'opportunité de me remettre en question à travers nos stimulants échanges.

Dr Marie-Josée Dubois, médecin et nutritionniste

Avant-Propos

S'il y a longtemps que je m'intéresse à la gastronomie, je ne soigne mon alimentation que depuis peu. Jusqu'à l'âge de 35 ans, j'étais pris dans l'engrenage social des jeunes couples professionnels à succès. Ma femme et moi avions deux enfants, une somptueuse résidence et de rutilantes voitures sport. Bref, tout baignait dans l'huile (ou plutôt dans le gras) jusqu'au jour où, surprise, ma femme demanda le divorce.

Mon divorce fut particulièrement éprouvant. Par contre, ce fut une occasion unique de remettre bien des valeurs en question. J'ai réalisé que si j'étais riche d'argent, j'étais pauvre de temps. L'empire corporatif que j'avais bâti grugeait tout mon temps. J'étais engagé tête baissée dans une telle course à la performance professionnelle que je négligeais tout le reste.

Les conséquences de cette négligence commençaient à se manifester : de l'athlète que j'étais à 18 ans, j'avais perdu la forme physique ; je faisais de moins en moins de sport ; j'étais même devenu bedonnant (mon tour de taille était passé de 32 à 36 pouces) ; mon taux de cholestérol était alarmant. Bref, j'avais perdu ma vitalité.

N'ayant plus de conjointe, ni la garde complète de mes enfants, le divorce m'a libéré beaucoup de temps. J'en ai alors profité pour me reprendre en main. Ce qui s'est passé par la suite en a étonné plus d'un. C'est comme si j'avais vécu une deuxième jeunesse.

D'abord je me suis remis aux sports de plein air plus sérieusement que jamais. En consacrant toutes mes fins de semaine d'été à l'escalade de roche, je passais non seulement du temps précieux avec mes enfants, mais aussi avec plusieurs jeunes dans la vingtaine (les adeptes de ce sport dans la quarantaine étant plus rares). J'ai alors commencé à retrouver ma vitalité.

J'avais également délaissé le ski alpin depuis plusieurs années. Puis, un jour, mes deux filles et moi nous sommes mis à la planche à neige. C'est rapidement devenu notre passion d'hiver.

Ce nouveau rythme de vie a eu des retombées positives sur mon humeur et ma silhouette. Toutefois, je sentais qu'il manquait toujours un ingrédient essentiel pour me reconnecter pleinement avec la vie (et boucler ma ceinture). Je me suis alors intéressé à l'alimentation. Et tranquillement, j'ai développé et appliqué la méthode néopaléolithique décrite dans ce livre.

Les résultats n'ont pas tardé à se manifester. Aujourd'hui, je suis svelte et musclé. Mes taux de triglycérides et de cholestérol sont exemplaires. Mon tour de taille est revenu à 32.

Pourtant, je mange plus que jamais et, surtout, plus gras que jamais. N'allez pas croire pour autant que je suis une exception de la nature. La méthode néopaléolithique s'appuie sur plus d'une centaine d'études scientifiques que je cite d'ailleurs en référence tout au long du texte. Donc, si vous appliquez les mêmes principes, vous devriez obtenir sensiblement les mêmes résultats.

Qu'est-ce qui rend la méthode néopaléolithique si différente ? C'est que j'ai abordé l'étude de la nutrition avec le biais d'un ingénieur ; c'est ce qui explique en partie l'originalité de mon approche.

De par ma déformation professionnelle, je traite le corps humain comme une machine complexe dont j'essaie de modéliser le fonctionnement, souvent même à l'aide d'équations mathématiques. Les scientifiques provenant de l'école des sciences de la santé ont une approche différente : plus statistique et moins inductive. Ils établissent des relations de cause à effet à partir d'études empiriques. Or cette approche parfois trop statistique nuit à la compréhension des mécanismes du corps humain. Au chapitre 9, je donne un exemple notoire de ce phénomène appliqué au cholestérol.

Je ne veux pas insinuer que les ingénieurs doivent ou même puissent détrôner les médecins. Néanmoins, force m'est de constater que l'approche empirique des chercheurs a conditionné par le passé des modes alimentaires aux conséquences souvent désastreuses. On n'a qu'à penser à la mode des aliments faibles en matières grasses, à l'adulation des glucides, au remplacement du beurre par la margarine, à l'obsession des calories, à la théorie boiteuse des sucres lents, à la chasse au cholestérol… Bref, les exemples pleuvent où l'on est en droit de se demander si nos experts de la santé n'ont pas davantage nui à la santé publique plutôt qu'ils ne l'ont aidée.

En écrivant ce livre, je voulais que souffle une brise d'air frais sur le sujet souvent controversé de l'alimentation. J'admets d'emblée ne pas avoir mené moi-même d'études expérimentales sur la nutrition. Mon rôle était plutôt de rechercher, puis de vulgariser l'information scientifique disponible. Pour ce faire, j'ai dû parcourir plusieurs milliers de pages écrites dans un style des plus austères. J'ai ensuite synthétisé pour vous ces pages dans un style beaucoup plus vivant et accessible. Ce livre vous procure donc l'information la plus fraîche sur le sujet tout en vous évitant la tâche fastidieuse de lire les publications scientifiques vous-même.

On ne compte plus les livres écrits sur le sujet mystérieusement contradictoire de l'alimentation. Les librairies vendent sur une même tablette des livres qui prônent le végétarisme et d'autres qui dénigrent les glucides. Cette cacophonie de recommandations paradoxales donne l'impression au commun des mortels qu'on peut s'alimenter aussi arbitrairement qu'on choisit sa religion. C'est pourquoi, au cours de cet ouvrage, je fais souvent référence aux autres auteurs ainsi qu'aux mérites et inconvénients de leurs approches respectives. Je vous procure ainsi des points de repère afin de vous retrouver dans cette forêt de tendances alimentaires.

Si vous trouvez certains passages de ce livre (dont une partie du chapitre III) un peu trop arides scientifiquement, vous pouvez toujours les sauter et y revenir ultérieurement. À la limite, si vous manquez de temps ou encore d'intérêt scientifique, vous pouvez même passer directement aux chapitres 8 et 11 et obtenir, malgré tout, les bénéfices pondéraux escomptés. Toutefois, vous perdriez plusieurs petits conseils pratiques disséminés çà et là à travers les autres chapitres.

De plus, l'information du livre est divisée de sorte à faciliter sa consultation ultérieure comme livre de référence. Un glossaire à la fin définit aussi tous les termes techniques utilisés. N'hésitez pas à vous y référer même en cours de lecture.

Les bénéfices de ma nouvelle alimentation dépassent largement mon tour de taille. Je suis également en meilleure santé que jamais. J'accomplis même l'impossible de déjouer le virus du rhume. Et pourtant, je mange comme un ogre. Donc, si vous êtes aussi actif et gourmet que moi, ce régime vous plaira à coup sûr.

1

L'obésité, le mal du siècle

Le paradoxe américain

Avez-vous voyagé aux États-Unis récemment? Dans l'affirmative, vous conviendrez avec moi que le paysage humain y est de plus en plus désolant. Si l'embonpoint est devenu la norme, l'obésité, voire l'obésité morbide, devient omniprésente. Selon l'*Organisation Mondiale de la Santé* (OMS), un tiers des Américains souffre maintenant d'obésité et un autre tiers d'embonpoint. Cette proportion est dix fois plus élevée qu'au début du XXe siècle.

De plus en plus d'Américains doivent voler en première classe, non pas par goût du luxe, mais tout simplement parce qu'ils n'entrent plus dans les sièges réguliers. Plusieurs sont astreints à se déplacer en chaise roulante motorisée. Les plus mal en point n'arrivent même plus à sortir de leur lit. L'obésité atteint maintenant même 17 % des enfants[1].

Selon une étude du *Centre de contrôle des maladies* publiée en mars 2004 dans le *Journal of the American Medical Association* (JAMA), la proportion des décès dus à l'obésité est passée de 14,0 à 16,6 de 1990 à 2000 et devrait même dépasser la proportion des décès dus au tabagisme en 2005.

Hélas, ce fléau a maintenant franchi la frontière américaine et contamine progressivement les autres pays industrialisés. Les obèses font peu à peu leur place dans le paysage européen tels des métastases qui envahissent un corps atteint du cancer. Il y a donc de quoi s'inquiéter. Selon l'OMS, le taux d'obésité en France a quadruplé depuis un siècle, mais demeure encore quatre fois moins élevé qu'aux États-Unis. Selon l'Institut canadien d'information sur la santé (ICIS), le taux d'obésité au Canada est passé de 5,6 % à 14,9 % de 1985 à 2000. Plus inquiétant encore, le taux d'obésité chez les enfants a bondi de 2 % à 9 % de 1981 à 1995.

Le phénomène d'obésité aux États-Unis semble donc un avant-goût du fléau qui guette tout pays industrialisé. Les Américains sont souvent avant-gardistes, mais cette fois-ci leur avance est moins enviable. Il y a donc lieu d'étudier de près ce phénomène afin d'en prévenir la contagion à l'échelle internationale.

Bien que les Américains arrivent bons premiers au palmarès de l'embonpoint, ils excellent paradoxalement aussi bien au chapitre des efforts pour maigrir. En effet, les États-Unis sont le pays où il se vend le plus grand nombre d'exerciseurs per capita et où se trouve le plus grand nombre de centres de conditionnement physique. De plus, les Américains sont les plus nombreux à suivre des régimes et à consommer de la laitue, ainsi que des aliments dits « diètes », « légers » ou « hypocaloriques ». Certaines personnes obèses sont à la limite de la famine en consommant moins de 1 000 calories par jour et ne retrouvent toujours pas leur taille de jeunesse.

Depuis 20 ans, l'apport calorique de l'alimentation des Américains n'a jamais cessé de diminuer et pourtant, le taux d'obésité a presque doublé au cours de la même période[2].

Qu'est-ce qui cloche au juste ? Les États-Unis ne sont pas un pays du tiers-monde. Ses habitants y sont généralement scolarisés et ont les moyens financiers pour bien se nourrir. C'est ce qu'on appelle désormais le *paradoxe américain.*

Tout le monde a son explication sur le sujet. Permettez-moi de vous faire part de la mienne.

Les méfaits de l'industrialisation agroalimentaire

Dans la plupart des vieux pays (comme la France par exemple), les habitudes alimentaires proviennent de traditions ancestrales et leur impact sur la santé a bénéficié de plusieurs générations pour se manifester. En quelque sorte, une forme de *sélection naturelle* a façonné le menu au cours des siècles avec le résultat que, sans être parfait, il n'est pas trop mal. Ainsi, l'incidence de l'obésité est plutôt rare chez les paysans européens qui s'alimentent encore selon le menu traditionnel. L'embonpoint existe, certes, mais quand on regarde de près tout ce qu'ils ingurgitent en vin et en viande, on se demande bien où passent toutes ces calories.

En revanche, aux États-Unis il n'y a pas de traditions alimentaires ancestrales. Alors, qu'est-ce qui dicte les habitudes alimentaires des Américains ? Comme pour bien d'autres habitudes hélas, c'est la dictature des entreprises. Ces dernières visent toujours à produire plus pour moins cher. Cette mentalité a certainement profité à la santé économique, mais non à la santé publique. En effet, les campagnes de marketing des compagnies agroalimentaires ont littéralement façonné avec le temps les mœurs alimentaires des Américains.

Malheureusement, les objectifs de ces entreprises ne sont pas toujours nobles. Si le rôle du gouvernement est de veiller au bien-être de ses citoyens, celui d'une entreprise est de veiller au bien-être de ses actionnaires. En bout de ligne, tout ce qui compte, c'est le profit net après impôt. Et c'est encore plus vrai dans un contexte moderne de compétitivité internationale.

Grâce au laxisme des représentants du monde médical et du gouvernement, l'establishment agroalimentaire s'en met plein les poches. Voici comment cela fonctionne.

Au départ, la publicité doit convaincre les Américains de manger trop. Pour ce faire, on utilise souvent l'argument économique d'en avoir pour son argent. Ainsi la plupart des restaurants, même hauts de gamme, se feront un devoir de servir des assiettes combles. C'est un honneur pour le restaurateur de voir partir un client avec un « doggy bag ». Une telle pratique serait jugée barbare en Europe.

Tous les menus exhibent fièrement des portions « large », « extra large » ou même « jumbo ». Les nombreuses chaînes de *fast-food* se font la compétition sur la grandeur des formats de leurs boissons gazeuses.

Finalement il y a cette pléiade de menus « all-you-can-eat » et ces concours télévisés de goinfres qui s'empiffrent jusqu'au point de vomir.

En s'habituant à manger autant, les Américains en ont développé un mode de vie. Or le coût des inconvénients associés à une suralimentation dépasse de loin les pseudo-économies de nourriture que vendent les compagnies agroalimentaires.

Il y a plus insidieux encore. La publicité incite les Américains à manger mal. Pourquoi ? Pour qu'ils développent une accoutumance aux aliments industriels ! Comme nous le verrons plus tard, la consommation de mauvais glucides crée un cercle vicieux hormonal qui engendre une dépendance à ces derniers.

Le corps humain est une merveilleuse machine. Malheureusement, il finit par s'accoutumer aux poisons qu'il rejette au départ. Le meilleur exemple est la cigarette. La première clope est toujours pénible à inhaler. La dixième aussi. Probablement la centième également. Mais passé ce stade d'entraînement intensif encouragé à grand renfort de conditionnement social, le corps finit par en redemander. C'est alors le début d'une longue relation d'esclavage envers la compagnie de cigarettes. Une relation fort lucrative pour cette dernière et également pour le gouvernement grâce aux taxes perçues.

Qui détient ces compagnies de cigarettes ? Comme par hasard, ce sont les mêmes compagnies agroalimentaires. N'est-ce pas là une complicité embarrassante ?

Je reviendrai plus tard sur les méfaits causés par l'ingestion de mauvais glucides. Pour le moment, je ne citerai qu'un exemple : les céréales croustillantes pour le petit-déjeuner. En partant, ces céréales sont de mauvais glucides à l'état brut à cause de leur haut taux glycémique (voir chapitre 4). Comme si ce n'était pas suffisant, les compagnies agroalimentaires les traitent industriellement pour en faire de pires glucides encore. Par exemple, l'index glycémique des Corn Flakes de Kellogg est supérieur à celui du sucre de table. Autrement dit, le sucre que vous ajoutez sur vos céréales le matin est moins dommageable que les céréales elles-mêmes.

En agissant de la sorte, les compagnies agroalimentaires s'assurent une clientèle fidèle pour leurs produits. De plus, la publicité des céréales vise particulièrement les enfants. Il en est de même pour quelques célèbres chaînes de fast-food. Serait-ce pour accoutumer les enfants le plus tôt possible à la dépendance glycémique ? Cette stratégie ne rappelle-t-elle pas la publicité d'une certaine marque de cigarettes ?

Le plus odieux n'est pas la piètre qualité des aliments industriels, mais la publicité qui tente de nous convaincre du contraire. La plupart des boîtes de céréales vantent les mérites d'une bonne alimentation et de leur produit comme composante essentielle du déjeuner des enfants. En réalité, les valeurs nutritives du déjeuner qu'ils recommandent proviennent du lait et du jus d'orange qui accompagnent leurs produits céréaliers car ces derniers sont, en fait, des calories vides.

À en croire un certain producteur de céréales américaines, la seule façon pour une jeune femme de rester mince est de se servir un bol de leurs céréales tous les matins. Or, c'est plutôt la meilleure manière d'engraisser. Le conseil d'administration de cette compagnie doit se tordre de rire devant la naïveté de sa clientèle !

Les compagnies agroalimentaires vont jusqu'à ajouter des vitamines à leurs céréales pour mieux berner leur clientèle. À quand la cigarette enrichie de vitamine C ?

Cette vaste supercherie fait empocher annuellement aux compagnies agroalimentaires des milliards de dollars. Mais là ne s'arrête pas l'arnaque. Après avoir engraissé leurs victimes comme des gros poulets dodus, les compagnies repassent à la caisse une deuxième fois, en leur vendant cette fois-ci des aliments dits « amaigrissants ». Comme nous le verrons plus tard, souvent ces aliments n'ont d'amaigrissants que le nom. Ils ont toutefois l'avantage de donner bonne conscience au consommateur et évidemment d'enrichir une fois de plus la compagnie agroalimentaire.

Au lieu de se préparer lui-même une bonne vinaigrette à base d'huile d'olive extra-vierge, le consommateur naïf achète une vinaigrette commerciale dite « faible en matières grasses » et se tire une balle dans le pied.

Un parallèle similaire existe avec l'invention des cigarettes dites légères. La consommation de ces dernières s'avère souvent tout aussi nocive que les régulières. Dans les faits, les compagnies de cigarettes ne se préoccupent aucunement du bien-être collectif. La plupart des recherches scientifiques qu'elles ont subventionnées visaient à accroître le taux naturel de nicotine dans le tabac et, incidemment, la dépendance de leurs clients.

Le racket que je dénonce ne vise pas seulement les compagnies agroalimentaires. Il y a d'autres méga-industries qui profitent de l'obésité de la population, dont notamment les manufacturiers d'exerciseurs et les centres de conditionnement physique. On parle ici encore de gros sous.

Comme nous le verrons plus tard, l'exercice le plus efficace pour perdre du poids est à la fois le plus accessible de tous et le moins dispendieux : c'est la marche. Si vous vous entraînez pour les Jeux Olympiques, vous avez certainement besoin de tous ces exerciseurs sophistiqués. Autrement, vous pouvez très bien atteindre votre objectif pondéral sans leur aide.

Finalement, une autre industrie qui a profité de l'obésité du peuple est l'industrie pharmaceutique. Dans des pays comme le Canada où les citoyens sont couverts par une assurance-maladie gouvernementale, le risque de conflit d'intérêt est moindre. Toutefois, aux États-Unis, le traitement de l'obésité est une véritable mine d'or dont on ne veut plus se passer. En 2003, les coûts des traitements reliés directement à l'obésité s'élevaient à 75 milliards de dollars[3], soit le double de 1986. Ces coûts ne représentent en fait que la partie visible d'un iceberg beaucoup plus imposant, mais difficilement quantifiable. Comme nous le verrons plus tard, un pourcentage de gras corporel élevé diminue non seulement la longévité mais engendre aussi une panoplie de problèmes de santé qui ont chacun leur coût de traitement.

Il est ahurissant de constater que le pays le plus avancé au monde sur le plan technologique, voire médical, soit à la fois le pays où l'on mange le plus mal. Comme vous deviez vous en douter, tout n'est finalement qu'une simple question d'argent, comme c'est souvent le cas aux États-Unis.

Or, nul pays industrialisé n'est à l'abri. Les compagnies multi-nationales ont de longs tentacules. Ce phénomène d'obésité américaine n'est qu'un avant-goût de ce qui guette toute société dont l'économie est florissante ou encore voisine des États-Unis. Déjà au Mexique, l'obésité atteint maintenant 23 % de la population, au Royaume-Uni, 22 %, en Australie, 21 %[4]. Au Canada, la plupart des provinces dépassent le seuil de 15 %. Toutefois dans la région de Québec, le taux d'obésité n'est que de 10,9 %, probablement parce que l'alimentation y est plus européenne.

Les objectifs de ce livre

Avec ce livre, je veux dénoncer ce racket de l'obésité et ramener les pendules à l'heure en termes de recommandations alimentaires. L'être humain est une machine merveilleuse. Il suffit de s'alimenter un tant soit peu convenablement et l'organisme se charge du reste. N'est-ce pas extraordinaire? Pas de vidanges d'huile aux 15 000 km, pas de rotation de pneus. Connaissez-vous une marque d'automobile qui peut rouler ainsi tous les jours pendant presque 100 ans avec si peu d'entretien?

Mais qu'est-ce qu'une alimentation convenable, me demanderez-vous? Les modes alimentaires se succèdent plus rapidement encore que les modes vestimentaires. Soit par manque d'intérêt ou carrément de formation, les médecins s'occupent peu d'alimen-tation; les preachers de l'alimentation nourrissent souvent des intérêts douteux; certaines diététistes utilisent leur titre professionnel afin de promouvoir des idées personnelles qui n'ont rien de scientifique. Et évidemment, l'industrie profite de cette confusion générale au sein de la population et contribue même à l'entretenir. C'est justement cette confusion que je tenterai de dissiper au cours des pages à venir.

D'abord, je vais démontrer que gastronomie et santé peuvent aller de pair. Contrairement au discours souvent austère de certains professionnels de la santé, je prétends qu'une alimentation santé n'implique pas nécessairement de devoir sacrifier les plaisirs de la table. Il s'agit seulement de déplacer certains plaisirs.

Ensuite, je vais démontrer que tout ce qui est nouveau n'est pas forcément bon. Si, en informatique, les derniers produits sont toujours supérieurs aux versions précédentes, c'est plutôt le contraire en agroalimentaire. Nos ancêtres mangeaient souvent mieux que nous et ce, malgré leurs budgets plus serrés. Une bonne partie du problème provient de l'apparition de plusieurs aliments nouveaux. Nous verrons que ces aliments souffrent des principales lacunes suivantes :

- Index glycémiques trop élevés ;

- Carences en fibres ;

- Déséquilibre du ratio d'acides gras oméga-6 / oméga-3 ;

- Présence de substances artificielles toxiques
  (ex : acides gras trans).

J'incite donc les gens à cuisiner davantage et ce faisant, à consommer moins de nourriture industrielle. Toutefois, ce livre n'est pas un livre de recettes. Le lecteur désireux d'apprendre à mieux cuisiner devra donc consulter un ouvrage complémentaire.

Finalement, je tente, autant que possible, de conjuguer l'héritage culinaire de nos ancêtres avec les récentes découvertes scientifiques en matière de nutrition. Vous retrouverez tout au long de mes écrits cette symbiose omniprésente entre le traditionnel et le technologique.

En écrivant ce livre, je visais trois objectifs qui se retrouvent d'ailleurs au sein du titre. Il y a un objectif d'esthétique, un objectif de plaisir et un objectif de santé. À mon sens, tout ouvrage de nutrition est incomplet s'il ne traite pas simultanément de ces trois dimensions essentielles.

Auto-test

Avant d'entrer dans le vif du sujet, évaluons d'abord vos connaissances actuelles grâce au petit questionnaire qui suit. Vous avez le choix d'évaluer votre score en consultant les réponses en annexe ou bien encore d'attendre à la fin du livre pour reprendre le questionnaire à nouveau et comparer vos nouvelles réponses. D'une manière ou d'une autre, attendez-vous à quelques surprises.

Ce questionnaire ne se veut aucunement exhaustif. C'est plutôt une façon divertissante et rapide d'entamer le sujet qui sera par la suite traité dans le livre.

Répondez par Vrai ou Faux :

1. Pour perdre du gras, il est préférable de diminuer sa consommation d'aliments gras.

2. Pour diminuer son taux de cholestérol, il faut d'abord éviter de consommer les aliments qui en contiennent.

3. Tant qu'à tricher, mieux vaut choisir une crème glacée légère que riche en matières grasses.

4. L'exercice physique permet toujours de brûler les calories ingérées en trop

5. Pour ne pas engraisser, il suffit de manger moins de calories.

6. Il n'y a pas lieu de se soucier de son taux d'insuline à moins d'être diabétique

7. La margarine est moins pire que le beurre.

8. Il est possible d'être végétarien tout en ayant une alimentation équilibrée.

9. Une alimentation équilibrée implique la consommation d'aliments des quatre groupes alimentaires.

10. Mieux vaut limiter sa consommation de viande au minimum.

11. Il n'y a pas lieu de prendre des suppléments vitaminiques à moins d'avoir une alimentation déficiente.

12. Une heure et demie de jogging par semaine brûle moins de calories que six heures de marche.

13. Les cardiaques doivent augmenter leur consommation de glucides et réduire d'autant leur consommation de gras.

14. Un taux de cholestérol élevé implique automatiquement un risque plus élevé de maladies cardiaques.

15. La veille d'un marathon, il est recommandé de faire le plein d'énergie en ingérant une bonne quantité de glucides.

16. Rien ne remplace encore l'allaitement maternel chez les nourrissons.

17. La musculation développe les muscles mais ne fait pas maigrir.

18. Les périodes de jeûnes volontaires permettent de nettoyer l'organisme de ses toxines.

19. L'eau est source de vie et ne contient aucune calorie. Par conséquent, on n'en consomme jamais trop.

20. Tous les aliments, même les plus sains, contiennent des calories et par conséquent, leur consommation en trop grandes quantités fait engraisser.

2

Le piège de la diète

Les besoins énergétiques du corps

Pour comprendre les limitations des diètes conventionnelles, revoyons d'abord la théorie scientifique derrière le concept de calories.

La *calorie diététique* est la pierre angulaire de la diète hypocalorique classique. Elle correspond à 1 000 *calories*. Or, cette dernière est une ancienne mesure d'énergie. Elle correspond à 4,19 kilojoules, soit la chaleur requise pour élever la température d'un kilogramme d'eau d'un degré Celsius ou encore celle du corps humain de 1,2 Celsius.

La quantité de chaleur qu'une substance dégage lors de sa combustion peut ainsi être mesurée en calories[6]. Le nombre de calorie par gramme varie d'une substance à l'autre. Ainsi une bûche de chêne est plus calorique qu'une bûche de tilleul et dégagera même deux fois plus de chaleur en brûlant dans un foyer.

Le nombre de calorie par gramme représente donc une forme d'indice d'octane. Voir tableau 1.

L'un des rôles des aliments est d'agir comme carburant pour le corps humain. Plus un aliment dégage de chaleur en brûlant, plus il est calorique. Le corps agit plus ou moins comme une fournaise et brûle ainsi la nourriture ingérée pour en retirer l'énergie. L'oxygène (O_2) requis pour la combustion provient des poumons lors de l'inspiration. Il ressort ensuite par les poumons à l'expiration sous forme de gaz carbonique (CO_2).

CONTRIBUTION ÉNERGÉTIQUE DES MACRO-ÉLÉMENTS

Protides	4 cal/g
Glucides	4 cal/g
Lipides	9 cal/g
Alcool	7 cal/g

TABLEAU 1

Par exemple, pour élever la température d'un homme moyen (75 kg) d'un degré, il lui faut consommer en théorie 62 calories soit 16 g de glucides ou 7g de gras.

Le corps brûle des calories pour se maintenir en vie même au repos. C'est ce qu'on appelle le métabolisme de base. Les formules suivantes (Harris & Benedict 1919) sont fréquemment utilisées par les diététistes pour calculer le métabolisme de base :

Pour l'homme :
M.B. = 66.5 + (13.75 x M) + (5.003 x H) - (6.775 x A)

Pour la femme :
M.B. = 655.1 + (9.563 x M) + (1.850 x H) - (4.676 x A)

Où M = masse en kg,
    H = hauteur en cm et
    A = âge en années

Par exemple, le métabolisme de base pour une femme de 55 kg, 1,6 m et 40 ans est de 1 290 calories par jour ou encore 54 calories par heure. Pour un homme de 75 kg et 1,75 m, la valeur monte à 1702 calories par jour ou encore 71 calories par heure. Notez que les formules ne fonctionnent plus pour les gens très obèses. De plus, il s'agit d'une moyenne. Comme pour les voitures, les êtres humains ont un indice de consommation très variable d'un individu à l'autre.

Le taux de calories consommées varie évidemment avec le type d'activité physique, mais toujours selon un produit du métabolisme de base. Le tableau 2 présente différentes consommations de calories en fonction de l'activité en cours. Pour plus de détails consultez le site suivant : http://nat.crgq.com/energy/advanced.html.

La quantité effective de calories brûlées au cours d'une journée est alors une moyenne pondérée des différentes activités exercées au cours de la journée.

Ce tableau omet un facteur important dans le calcul des calories brûlées : le combat contre le froid. En effet, la production de chaleur pour maintenir la température du corps est de loin l'activité la plus énergivore. En théorie, on peut perdre plus de calories en se baignant dans l'eau froide qu'en courant un marathon !

Le racket des calories

Tout ce qui précède est rigoureusement scientifique bien que général. Voici maintenant la théorie boiteuse des calories :

La quantité de calories ingérées moins la quantité de calories brûlées donnerait la quantité de calories stockées sous forme de graisse (ou graisse perdue si le chiffre est négatif).

DÉPENSE ÉNERGÉTIQUE DES PRINCIPALES ACTIVITÉS PHYSIQUES

Activité	Facteur multiplicatif du métabolisme de base	Dépense pour homme de 75 kg, 1,75 m et 40 ans	Dépense pour femme de 55 kg, 1,60 m et 40 ans
Repos	1,0	71 cal/heure	54 cal/heure
Travail de bureau	1,2 – 3,0	85 - 213 cal/heure	65 - 162 cal/heure
Marche	3,0 – 8,5	213 – 604 cal/heure	162 - 459 cal/heure
Jogging	8,5 – 13,0	604 - 923 cal/heure	459 - 702 cal/heure
Course à pied	13,0 – 20,0	923 – 1 420 cal/heure	702 – 1 080 cal/heure
Ski de fond	11,0 – 15,0	781 – 1 065 cal/heure	594 – 810 cal/heure
Cyclisme	4,0 – 19,0	284 - 1349 cal/heure	216 – 1 026 cal/heure

TABLEAU 2

Par exemple, si une femme consomme 2 500 calories et brûle 2 000 calories au cours d'une même journée, elle emmagasinerait 500 calories. Comme 1 kg de tissus adipeux requiert 3 500 calories, cette femme engraisserait automatiquement de 143 g.

Toujours selon cette théorie, il suffit pour maigrir de dépenser plus d'énergie qu'on en consomme. Simple, n'est-ce pas ?

Trop simple, hélas ! Il faut être passablement plus subtil pour berner le corps humain puisqu'il a plus d'un tour dans son sac. Pour dire la vérité, votre corps veut garder à lui seul le contrôle de votre poids.

Il n'est nullement intéressé à le partager avec votre libre arbitre. Pourquoi ? Sûrement parce qu'il croit qu'il serait trop dangereux de vous en laisser le contrôle. Votre poids varierait ainsi au gré des modes. Or, la mode n'intéresse pas votre corps. Son seul intérêt est vous garder en vie et autant que possible en santé.

D'ailleurs le gros bon sens va à l'encontre de la théorie des calories. En effet, il est impossible d'ingérer rigoureusement le nombre exact des calories dépensées d'autant plus que ce nombre est variable et imprévisible d'une journée à l'autre. Or, selon la théorie des calories, il suffirait de dix petites calories consommées en trop en moyenne par jour pour grossir indéfiniment. Pourtant quand on est jeune, on conserve son poids constant pendant des années. Ce n'est en général qu'en vieillissant qu'on engraisse et ce, même en mangeant moins. Il se passe donc vraisemblablement quelque chose au niveau hormonal.

Le syndrome de la famine

Si vous commencez une diète et réduisez brusquement votre consommation de calories sous le seuil des calories que vous dépensez, vous maigrirez à coup sûr, du moins à court terme. Toutefois, après quelques jours, votre corps tentera de réduire votre métabolisme de base sous la barre des calories consommées. Vous serez tellement fatigué et amorti qu'il vous deviendra impossible de maintenir le même niveau d'activité physique. Même si vous réussissiez, votre corps s'organisera pour devenir plus efficace dans sa gestion d'énergie et finira par réduire sa consommation sous la quantité de calories ingérées. Résultat : la différence de calories sera transformée en graisse de réserve et vous reprendrez étrangement du poids.

Une des façons pour le corps de réduire son métabolisme de base est de brûler ses muscles. C'est d'ailleurs la raison pour laquelle les hommes mangent plus que les femmes. Ils ont généralement une masse musculaire plus importante.

Constatant l'échec de votre diète, vous reviendrez à vos anciennes habitudes alimentaires. Quelle surprise vous guette alors : vous reprendrez tout votre poids perdu et peut-être même plus. Pourquoi ? Parce que votre corps n'a pas aimé votre changement brusque d'alimentation. L'idée ne lui est même pas venue à l'esprit que vous vouliez perdre du poids. Il croit dur comme fer qu'il y a eu famine et que vous ne trouviez pas suffisamment de nourriture pour vous alimenter. Il croit même qu'une telle famine pourrait se reproduire bientôt. Pour parer le coup, il emmagasine des réserves supplémentaires de graisses en réduisant son métabolisme de base.

Faisons donc le bilan de votre diète :

- Vous êtes plus gras qu'avant la diète ;

- Vous êtes moins musclé ;

- Vous devez manger moins qu'auparavant pour maintenir votre poids.

Vous conviendrez que les résultats ne sont pas très reluisants. Si vous recommencez une nouvelle diète, l'effet sera encore pire. Bref, vous n'aurez pas le dernier mot. Vous avez détraqué votre métabolisme. Vous en payez maintenant les conséquences. Plusieurs millions de personnes en payent également les conséquences comme vous.

Permettez-moi de raconter une anecdote personnelle. De seize à vingt ans, je m'entraînais intensivement à la course à pied. J'étais alors mince et musclé. En particulier, j'avais des fesses bien dures et bien bombées. Ensuite mon mode de vie est devenu plus sédentaire à cause notamment de mes études universitaires. J'ai développé un petit ventre et j'ai paniqué. J'ai alors suivi une diète basée sur les combinaisons alimentaires pendant seulement une semaine et j'ai perdu ce petit ventre. Hélas, j'ai également perdu mes belles fesses d'antan et elles ne sont jamais revenues depuis.

Cette diète était déficitaire en calories et en protéines. Puisque c'était ma première diète, mon corps a fortement réagi en se nourrissant à même ma masse musculaire et, plus précisément, mes fesses. Pourquoi mes fesses ? Comme je ne courais plus de sprint, mon organisme a jugé que cette masse musculaire excédentaire développée par l'entraînement passé ne servait plus à rien (j'aurai aimé qu'il me consulte au préalable !).

Hélas ! une cellule musculaire ne repousse jamais.

C'est pourquoi, mes fesses ne sont jamais revenues comme avant. Certes mes muscles fessiers prennent du volume lorsque je fais de la musculation, mais jamais aussi vite qu'autrefois.

Chaque diète successive bouffe une partie de la masse musculaire et celle-ci diminue inexorablement. Ce faisant les besoins énergétiques du métabolisme de base diminuent et il faut manger de moins en moins pour conserver le même poids.

En conclusion, le métabolisme humain (et animal en général) est trop complexe pour tenter d'atteindre ses objectifs en comptant ses calories. De plus, le métabolisme est très variable d'une personne à l'autre, si bien qu'il devient impossible de suivre des principes généraux. Si le marathonien français Alain Mimoun ne consommait que 2 000 calories par jour, le coureur-cycliste Jacques Anquetil devait consommer 6 000 calories pour maintenir son poids. Pourtant le tableau 2 indique que la course à pied est plus énergivore que le cyclisme.

La théorie des calories ne dit pas non plus que la digestion des aliments elle-même consomme des calories. L'ingestion de 1 000 calories au cours d'un repas ne signifie par pour autant que ces 1 000 calories seront disponibles au métabolisme. De plus, pour complexifier encore les choses, la quantité d'énergie requise pour la digestion varie en fonction de l'aliment digéré et même de l'ordre dans lequel les aliments sont consommés.

Vous voulez mon conseil : fuyez les diètes comme la peste. N'essayez pas d'imposer votre vision des choses à votre corps. Essayez plutôt de comprendre ses besoins et de travailler avec lui plutôt que contre lui. En travaillant avec lui, vous parviendrez à atteindre la silhouette dont vous rêvez. Nous verrons comment dans les chapitres suivants. Autrement, vous vivrez le calvaire des adeptes de diètes. Si vous réussissez malgré tout à atteindre votre poids cible, ce ne sera certainement pas avec le sourire car vous ne serez ni en forme, ni en santé.

En suivant les diètes à base de calories, non seulement vous vous rendez l'existence misérable, mais en plus vous développez une coûteuse dépendance à la malbouffe puis aux médicaments. Progressivement vous devenez l'esclave des industries agroalimentaires et pharmaceutiques à l'instar d'un drogué esclave du crime organisé. Or, le but de ce livre est de vous rendre la liberté (et votre silhouette).

L'obsession du poids

Depuis le début de ce livre, je parle indistinctement de perdre du poids ou perdre du gras. Je ne le fais que par abus de langage car la perte de poids est bien différente de la perte de gras.

En réalité, personne ne cherche réellement à perdre du poids à l'exception peut-être des boxeurs qui doivent se qualifier dans une catégorie quelconque avant une compétition. On cherche généralement à perdre du volume. Or, comme le volume est difficile à calculer, on choisit d'y parvenir indirectement en mesurant la masse.

Hélas, cette mesure de la masse[7] représente souvent mal le volume du corps humain car sa densité varie dans le temps et d'un individu à l'autre. De plus, la densité des tissus est également très variable comme le montre le tableau 3. Finalement, le taux d'hydratation des tissus est très variable et peut entraîner à lui seul des variations de plusieurs kilos en une seule journée.

DENSITÉ DES TISSUS DE L'ORGANISME

TISSUS	DENSITÉ
Os	2,5
Gras	0,65
Muscle	1,2
Organes	1,0

TABLEAU 3

La mesure de la masse est donc souvent trompeuse. Un bon régime alimentaire (par opposition à une diète) comme celui décrit au chapitre 11 procurera les bénéfices escomptés au niveau de la silhouette, mais non du poids. De fait, ce régime favorise l'accroissement de la masse musculaire au détriment de la masse de graisse. Bien qu'il y ait diminution du volume corporel, il peut y avoir augmentation du poids puisque le tissu musculaire est deux fois plus dense que le tissu adipeux. Ce phénomène se produira à coup sûr chez l'homme, sa masse musculaire étant plus imposante.

En définitive, ne perdez plus votre temps à monter sur le pèse-personne. Non seulement, il est inutile de connaître votre poids, mais en plus sa connaissance peut vous induire en erreur sur l'efficacité réelle de votre régime.

Même la notion d'indice de masse corporelle (IMC) si chère à certains spécialistes de la santé ne m'impressionne guère. Il s'agit d'un indice obtenu en divisant la masse (kg) par la carré de la taille (m). Ainsi un indice de 19 à 23 pour la femme est jugé normal; un indice de 24 à 29 est jugé simple surcharge pondérale; un indice de 31 à 40, d'obésité légère et ainsi de suite. Cette méthode est fort imprécise car elle ne tient pas compte ni de la masse musculaire, ni de la masse osseuse qui peuvent varier considérablement d'un individu à l'autre (la méthode du pourcentage de gras corporel au chapitre suivant ne présente pas ces lacunes). Son seul avantage est la simplicité.

La méthode encore la plus rapide et directe pour évaluer le succès de votre régime consiste à vous regarder nu(e) dans le miroir. Comme dans le conte de Blanche-Neige, votre miroir ne saurait vous mentir. Après tout, comment croyez-vous que votre conjoint(e) appréciera les bienfaits de votre régime? En vous pesant ou en vous contemplant?

La magie n'existe pas

En conclusion, les diètes rapides vous procureront peut-être des résultats rapides, mais vous y perdrez à long terme. Non seulement, vous n'obtiendrez pas le corps dont vous rêvez, mais en plus, vous risquez fort de détraquer votre organisme. Or, la santé n'a pas de prix.

Le seul véritable moyen d'atteindre vos objectifs (en supposant d'abord qu'ils soient réalistes, ce que nous verrons au chapitre suivant) est d'adopter un régime à long terme qui soit sain et en harmonie avec le corps humain, en particulier le vôtre. Je propose un tel régime au chapitre 11, mais il y en a également d'autres (voir tableau 4). Je n'ai pas la prétention de détenir le monopole de la vérité. <u>L'objectif principal de ce livre est de remettre les pendules à l'heure</u>. Je vise donc à vous faire distinguer les régimes sérieux de la pléiade de régimes à court terme qui engorgent nos librairies et maintenant l'Internet. Ces derniers proviennent presque exclusivement d'entreprises peu scrupuleuses qui ne reculent devant rien pour faire un coup d'argent, y compris exploiter la crédulité des gens.

En fait, le concept même de la diète ne fonctionne pas. Dès que vous retrouverez votre alimentation habituelle, ses lacunes se manifesteront à nouveau. Vous devrez alors tout reprendre à la case de départ. Parfois même, une case avant la case de départ.

La seule voie salutaire est d'adopter un régime à vie. Il faut d'abord identifier vos mauvaises habitudes alimentaires et ensuite les perdre à tout jamais. Consolez-vous car un tel régime sera beaucoup plus facile et agréable à suivre qu'une diète. En revanche, vous l'adoptez pour la vie. Cela impliquera peut-être de faire une croix sur certains aliments qui vous tiennent à cœur. Cependant, quand vous comprendrez les véritables raisons pour lesquelles vous consommez ces aliments, ils vous tiendront tout à coup moins à cœur.

En terminant, je dois mentionner que tout régime sérieux ne comporte pas seulement des directives alimentaires, mais aussi des directives sportives et d'hygiène de vie. Une alimentation équilibrée ne compensera jamais complètement les bienfaits de l'exercice physique. Il en est de même pour les méfaits du tabagisme ou de l'alcoolisme. C'est pourquoi la moitié des décès aux États-Unis est due à l'effet combiné des mauvaises habitudes alimentaires, du tabagisme et du manque d'exercice physique selon le Centre de contrôle des maladies.

Donc, les mauvaises nouvelles sont :

- N'espérez pas atteindre votre poids santé permanent avant un délai de 1 à 6 mois ;

- Pour un effet durable, ne cherchez pas à perdre plus de 2 kg par mois (à moins d'être obèse au départ) ;

- Le poids santé ne correspond pas nécessairement au poids que vous visez ;

- Il vous faudra changer vos habitudes alimentaires à jamais ;

- Vous devrez maintenir un minimum d'activité physique par semaine ;

- Vous devrez maintenir une certaine hygiène de vie (re : alcoolisme, tabagisme, stress).

En revanche, si vous respectez les règles qui précèdent, les bonnes nouvelles sont :

- Vous mangerez à votre faim sans jamais vous priver ;

- Vous pourrez même faire des abus de temps à autres ;

- Vous profiterez des plus fines gastronomies ;

- Vous rayonnerez la santé ;

- Vous sentirez un regain d'énergie ;

- Vous respirerez le bien-être ;

- Et même votre vie sexuelle s'égayera

Le jeu en vaut-il la chandelle ? Dans l'affirmative, poursuivez la lecture.

REVUE DES PRINCIPALES ÉCOLES DE PENSÉE EN MATIÈRE D'ALIMENTATION

RÉGIME	MÉRITES	INCONVÉNIENTS
American Heart Association	Ce régime a sensibilisé la population nord-américaine à l'importance de consommer suffisamment de fruits et légumes	Ce régime encourage une trop grande consommation de féculents, ce qui élève le niveau de triglycérides dans le sang et incidemment l'incidence de cardiopathies.
Robert Atkins, m.d.	Il est l'instigateur du mouvement populaire aux États-Unis qui consiste à réduire la consommation d'hydrates de carbone.	Il mène une charge tout azimuts contre les glucides, ce qui peut entraîner une carence en fibres alimentaires.
Dean Ornish, m.d.	Il a sensibilisé les végétariens à l'importance des protéines dans l'alimentation.	Il entretient le vieux mythe populaire qui consiste à croire que l'excédent de gras du corps provient d'une consommation excessive de matières grasses.
Gerald Reaven m.d. (Syndrome X)	Il a bouleversé le monde de l'alimentation en découvrant l'impact des mauvais glucides sur l'incidence des cardiopathies	Il exagère les méfaits des gras saturés en accordant trop d'importance au cholestérol LDL
Dr Barry Sears (The Zone)	Il a découvert l'importance d'une alimentation équilibrée pour l'équilibre hormonal du corps humain.	Il prône une consommation excessive de protéines et une rigoureuse discipline alimentaire souvent difficile à suivre au quotidien.
Michel Montignac	Il a vulgarisé le concept de l'index glycémique au sein de la population francophone.	Sa théorie des combinaisons alimentaires est erronée. Elle omet le fait qu'un lipide accompagnant un glucide à index glycémique élevé abaisse ce dernier.

TABLEAU 4

C h a p i t r e

3

L'autre voie

La mécanique humaine

En choisissant de lire un livre de nutrition écrit par un ingénieur, il ne fallait pas vous surprendre de voir le corps humain comparé à une mécanique automobile.

Or, comme toute voiture, le corps humain a besoin de carburant pour fonctionner et la quantité requise varie selon l'activité exercée (l'équivalent de la vitesse). C'est l'un des rôles que jouent les aliments.

De ce point de vue strict, tous les aliments s'équivalent en autant que la somme des calories suffise aux besoins énergétiques du corps humain. Ainsi manger 100 g de saumon de l'Atlantique ou 100 g de chips ne ferait aucune différence puisque les deux procurent grossièrement 150 calories.

Encore une fois, la réalité n'est pas aussi simple. D'abord, il faut tenir compte de l'indice d'octane du carburant. En nutrition, on parle d'index glycémique. Ainsi ingurgiter une pointe de tarte au sucre correspond à mettre du méthanol pur dans votre voiture comme dans une Formule 1. Certes, votre moteur pèterait le feu. Mais il ne ferait pas long feu. Le même principe s'applique au corps humain.

En plus, les aliments jouent deux autres rôles : ils apportent les matériaux de construction nécessaires à l'entretien mécanique, ainsi que tous les lubrifiants requis. Or un sac de chips contient 150 calories vides. C'est à dire qu'elles n'apportent que de l'énergie et rien d'autres.

Le steak de saumon, quant à lui, apporte des protéines qui sont les pièces de rechange dont votre corps a besoin pour réparer ses tissus endommagés. De plus, le saumon contient une panoplie de lipides qui agissent comme lubrifiants pour que tout baigne dans l'huile.

Au fond, c'est comme si vous versiez simultanément dans votre réservoir d'essence non seulement l'essence mais aussi l'huile à moteur, l'huile hydraulique, le liquide refroidissant, le lave-glace… et même les boulons, les courroies, les bougies… etc. Votre corps se charge de tout : la vidange d'huile, le remplacement du filtre à air, etc… Tout le monde voudrait d'une telle voiture, n'est-ce pas ? Eh bien, nous l'avons : c'est notre corps.

De plus, le corps n'est pas difficile : il conserve juste les éléments nutritifs dont il a besoin. Le reste passe tout droit.

***Dans un corps en <u>santé</u>[8], les <u>bonnes</u> calories ingurgitées
en trop ne font pas engraisser. Elles sont évacuées.***

De même, s'il manque quelques calories lors d'un repas ou d'une journée, le corps pige la différence dans ses réserves.

En autant que tous les éléments nutritifs essentiels se retrouvent en quantités à peu près suffisantes dans l'alimentation hebdomadaire, le corps se charge du reste. Encore faut-il que le corps soit en santé et que les calories soient bonnes.

Le ballet des hormones

La comparaison avec la mécanique automobile s'arrête ici. Nous verrons maintenant que la machine humaine est passablement plus complexe. **<u>Attention : Cette section est la plus aride du livre.</u>** Toutefois elle mérite lecture car les chapitres suivants s'appuieront sur les principes qui y sont décrits. Ne vous laissez pas intimider par les noms complexes des substances chimiques. J'arrive à peine moi-même à les prononcer à voix haute. Retenez simplement les abréviations et surtout les principes.

Dans toute machine, il y a des périphériques d'entrée (par exemple un clavier d'ordinateur ou la vision humaine), des périphériques de sortie (imprimante ou un membre du corps humain) et un système de contrôle (l'unité centrale de traitement ou le système nerveux). Toutes sortes d'informations sont continuellement captées par les périphériques d'entrée et transmises au système de contrôle. Celui-ci prend des décisions et transmet en conséquence des commandes aux différents périphériques de sortie.

Dans un ordinateur, des fils électriques véhiculent l'information du système de contrôle. Le corps possède un système similaire de transmission de signaux électriques via son système nerveux.

Le corps possède également un autre système de transmission de données plus lent que le précédent. Il s'agit des *hormones*. Ces dernières transmettent des messages d'une cellule à l'autre dans le corps comme des pigeons voyageurs. Les hormones *paracrines* ont une action à court rayon sur les cellules environnantes alors que les hormones *endocrines* voyagent à travers tout le corps via le système sanguin. Ces deux types d'hormones se partagent la transmission des messages chimiques à travers le corps humain un peu comme Poste Canada achemine le courrier à travers le pays.

MÉCANISME TYPIQUE DE SYNTHÈSE D'HORMONES EICOSANOÏDES

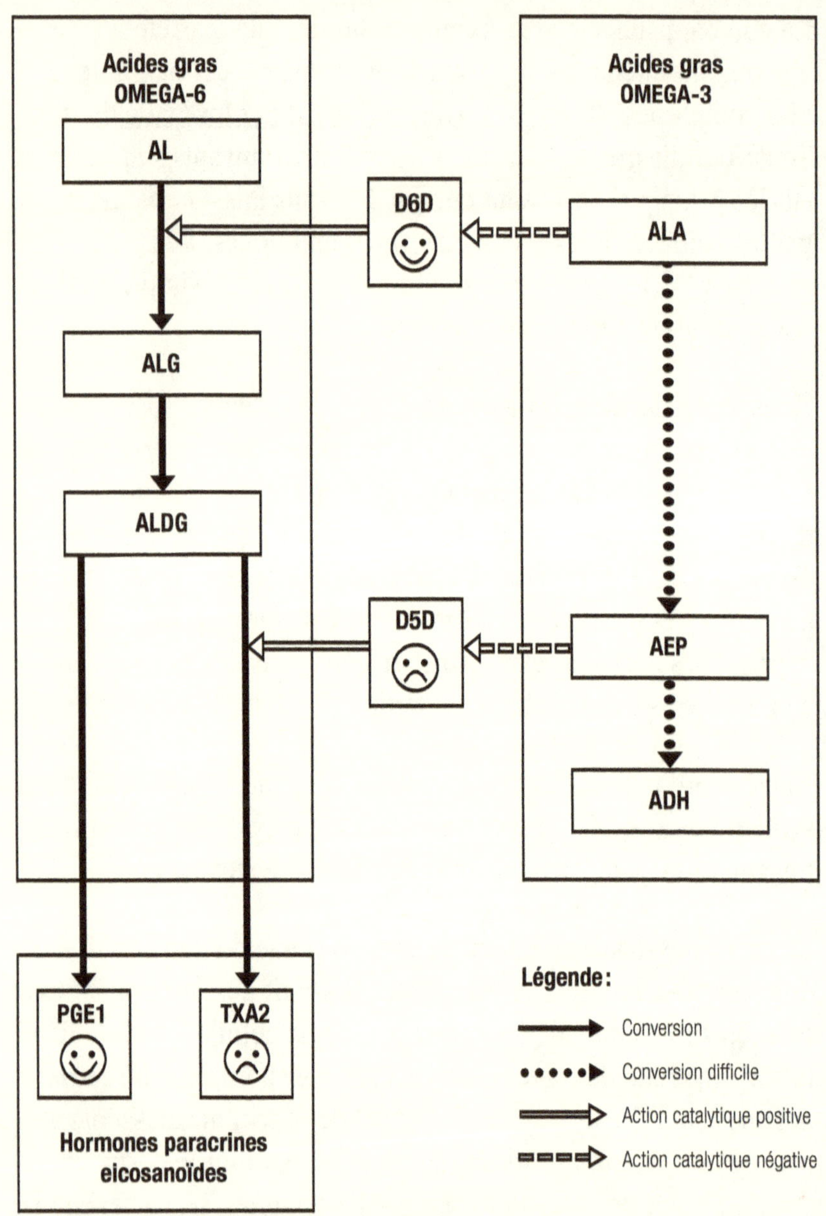

FIGURE 1

Par exemple, lorsque le système nerveux central détecte un danger, il envoie un signal nerveux aux glandes surrénales qui sécrètent alors de *l'adrénaline* dans le sang. Cette même adrénaline est perçue différemment selon les tissus qui la reçoivent. Ainsi les vaisseaux sanguins de l'estomac se contractent et la digestion cesse à toute fin pratique. Les muscles moteurs réagissent à l'autre extrême en se tenant prêts à fournir un effort beaucoup plus puissant qu'à l'habituelle. Toute l'énergie du corps est alors concentrée à combattre un agresseur potentiel.

En général, les hormones agissent par paires opposées. Par exemple chez les endocrines, l'insuline commande la transformation du *glucose* dans le sang en *glycogène* pour le stocker dans le foie et les muscles. Le *glucagon* travaille dans le sens opposé. Il commande la sécrétion de glucose dans le sang à partir des stocks de glycogène du foie et la conversion des stocks de glycogène des muscles en glucose pour utilisation par ces derniers. L'équilibre délicat entre ces deux hormones assure le bon niveau de sucre (glucose) dans le sang, qui est primordial au bon fonctionnement de l'organisme.

Par exemple chez les paracrines, la *prostaglandine E1 (PGE1)* stimule la vasodilatation des vaisseaux sanguins alors que la *thromboxane A2 (TXA2)* stimule au contraire la vasoconstriction. L'équilibre entre ces deux hormones est donc un facteur important pour maintenir la bonne pression sanguine.

Pour synthétiser les différentes hormones essentielles à son bon fonctionnement, l'organisme a besoin de matières premières, appelées *acides gras essentiels*, qu'il retrouve naturellement dans la nourriture. Tant qu'il n'a pas de déficiences alimentaires, il n'y pas lieu de se préoccuper de toute cette chimie hormonale car l'organisme s'en charge avec brio.

Par contre, une alimentation malsaine peut facilement détraquer l'équilibre hormonal et conséquemment engendrer non seulement de l'embonpoint mais aussi toutes sortes de problèmes de santé. Nous reviendrons à ces sujets en détail plus tard. Pour le moment, permettez-moi d'entrer un peu plus dans le détail de la synthèse des deux hormones paracrines citées plus haut, la PGE1 et la TXA2. Ces notions nous seront fort utiles dans les chapitres qui suivent. Je vous encourage aussi à lire les explications suivantes tout en suivant la figure 1 qui aide à visualiser les différentes interactions chimiques.

Les acides gras essentiels se divisent en deux familles : les acides gras *oméga-3* et les acides gras *omega 6*. La famille des oméga-3 comprend *l'acide linolénique alpha (ALA), l'acide eicosapentanoique (AEP)* et *l'acide docosahexaenoique (ADH)*. La famille des oméga-6 contient de *l'acide linoléique (AL),* de *l'acide linolénique gamma (ALG)* et de *l'acide linolénique dihomo gamma (ADLG)*.

L'organisme ne peut produire d'AL. Il doit donc s'approvisionner à partir de la nourriture (certaines huiles végétales et légumes). Ensuite l'organisme convertit l'AL en ALG, puis en ADLG, et finalement en PGE1, une hormone importante pour le bien-être général. Toutefois, en carence d'oméga-3, l'ADLG sera plutôt convertie en TXA2, une hormone dont la surproduction cause des problèmes inflammatoires.

L'organisme ne peut non plus produire d'ALA. Il doit également s'approvisionner à partir de la nourriture (ex : noix). De plus, il arrive difficilement à produire l'AEP à partir de l'ALA ou encore l'ADH à partir de l'AEP. C'est pourquoi il est préférable que les aliments consommés contiennent également de l'AEP et de l'ADH (ex : poisson de mer et gibier sauvage). Ces deux derniers acides gras sont notamment essentiels à la santé mentale.

La PGE1 est qualifiée d'hormone de bien–être parce qu'elle joue un rôle crucial à cet égard. En plus de ses propriétés vasodilatatrices mentionnées précédemment, la PGE1 est un anti-inflammatoire puissant soit une espèce d'aspirine naturelle qui aide à prévenir les allergies, l'arthrite, l'asthme, les ulcères d'estomac, les troubles du sommeil, les maladies cardiaques[9], les problèmes de glande thyroïde, la dépression, l'hyperactivité chez les enfants[10], le syndrome prémenstruel chez la femme[11] et même l'impuissance chez l'homme[12]. La PGE1 renforce le système immunitaire et ralentit même le processus naturel du vieillissement en stimulant la production de l'*hormone de croissance*. Cette dernière hormone est normalement produite en plus petites quantités avec les années, ce qui entraîne le flétrissement des tissus.

De plus, plusieurs scientifiques croient maintenant que la dépression serait une maladie inflammatoire. La bonne humeur et même le bonheur dépendrait donc également de l'équilibre hormonal. Nous reverrons ces notions dans le détail dans les prochains chapitres.

Vous conviendrez avec moi de l'importance de maintenir le taux de PGE1 à son niveau optimal. Malheureusement, une mauvaise alimentation peut facilement perturber la production de la PGE1 et produire les symptômes des maladies inflammatoires énumérées ci-haut. Il suffit d'une carence en oméga-3[13].

En résumé, d'un point de vue bio-chimique, la santé et le sentiment général de bien-être se définissent comme un équilibre des multitudes de paires d'hormones complémentaires qui nous habitent. À l'inverse, la maladie découle d'un déséquilibre momentané de ces hormones. En fait, les hormones contrôlent tout, même notre bonne humeur. Les femmes en savent quelque chose (leur conjoint aussi).

Or le principe scientifique sur lequel s'appuie toute ma théorie consiste à assurer le bon équilibre hormonal à partir de trois axes :

une alimentation adéquate, un niveau d'activité physique minimum, et une hygiène de vie. À partir du moment où cet équilibre est atteint, l'organisme se charge du reste : c'est à dire faire les calculs de calories à votre place et maintenir votre poids santé.

La figure 1 résume la synthèse de la PEG1 et de la TXA2. Étudiez la bien car il en sera question à plusieurs reprises dans les chapitres à venir.

Le pourcentage de gras corporel

Quel est le poids idéal au juste ? C'est le poids assurant la meilleure santé et l'espérance de vie la plus longue. Comment l'atteindre ? En maintenant l'équilibre de votre système hormonal selon les trois axes.

Concrètement, le poids santé correspond à une taille *presque* parfaite selon nos standards contemporains. Je dis presque parce que l'idéal du corps véhiculé par les médias se situe souvent hélas sous la barre de la masse corporelle optimale au point de vue santé. Or l'atteinte d'un tel idéal ne fait pas l'objet de ce livre.

De toute façon, passer un idéal esthétique avant un idéal de santé dénote une faible estime de soi, problème pour lequel les régimes ne sont d'aucune aide.

Comme mentionné au chapitre précédent, j'utilise l'expression *poids santé* par abus de langage. En réalité, le poids comme tel n'a aucune importance. Au-delà des autres facteurs qualitatifs comme la santé et la forme physique, les deux critères valables et quantitatifs pour mesurer l'efficacité d'un régime sont donc respectivement les pourcentages de gras et de masse musculaire.

Le critère de la masse musculaire est subjectif. Certains aiment les muscles plus que d'autres. Il faut s'assurer également d'avoir les muscles appropriés au sport que l'on pratique. Ainsi un corps de culturiste nuirait à la performance d'un marathonien. À l'inverse, un corps de marathonien se ferait vite démolir au football américain.

En revanche, le critère du pourcentage de gras n'est pas subjectif du tout. Ce n'est ni un minimum, ni un maximum, mais bien une cible précise à atteindre. L'atteinte de cet objectif est d'ailleurs le meilleur témoignage de la réussite de votre régime.

Le tableau 5 présente le pourcentage de gras pour différents profils sociaux :

POURCENTAGES DE GRAS TYPIQUES

PROFIL	HOMME	FEMME
Gymnaste professionnel	4%	10%
Nageur professionnel	10%	19%
Idéal santé	15%	22%
Moyenne américaine	23%	32%

TABLEAU 5

Les pourcentages de gras des gymnastes et nageurs professionnels sont présentés à titre comparatif seulement et non pas comme objectifs à atteindre. Si vous avez l'ambition de devenir un athlète de calibre international, alors votre pourcentage de gras devra être inférieur à l'idéal santé. Autrement, tenez-vous en à ce dernier. De toute façon, pour descendre sous l'idéal santé, il vous faudrait un régime différent de celui présenté dans ce livre.

L'entraînement sportif contribue à la santé mais jusqu'à un certain point seulement. Passé le niveau optimal, tout effort supplémentaire joue alors contre la santé. Contrairement à la croyance populaire, les athlètes de calibre olympique ou professionnel dépassent de loin le niveau optimal d'entraînement physique et souvent leur santé en souffre. Il faut donc considérer le sport professionnel comme un métier dangereux tout comme celui de mineur ou de cascadeur.

Comment mesurer le pourcentage de gras maintenant ? Il existe une panoplie de méthodes plus ou moins précises et complexes. La méthode la plus fiable consiste à faire mesurer votre pourcentage de gras à votre centre de conditionnement physique ou chez votre diététiste, celui des deux possédant l'appareil le plus sophistiqué.

Les femmes peuvent également prendre les mesures qui suivent et calculer elles-mêmes leur pourcentage de gras à l'aide de la formule suivante développée par le Dr Michael Eades, auteur de *Thin So Fast* :

Pour la femme :
PG = (0,55 x H) + (0,28 x T) – (0,24 x G) - 8,6

Où :

PG = Pourcentage de gras corporel

Paramètre H = Mesure des hanches au point le plus large
Paramètre T = Mesure de la taille au niveau du nombril
Paramètre G = Mesure de la grandeur, pieds nus

Hommes et femmes peuvent également se brancher à mon site web à l'adresse www.neopaleolithic.com qui calcule automatiquement le pourcentage de gras corporel.

Contrairement à la mesure de l'IMC, cette méthode tient compte de la masse musculaire et de la masse osseuse. Pour calculer son excédent de poids, il suffit de multiplier l'excédent de gras par la excédent de poids, il suffit de multiplier l'excédent de gras par la masse totale du corps. Prenons l'exemple d'une femme de 55 kg ayant un pourcentage de gras de 24 %. Pour estimer ce qu'elle aurait à perdre, on effectue le calcul suivant :

Poids :	55 kg
Pourcentage de gras :	24 %
Pourcentage de gras idéal (voir tableau précédent)	22 %
Différence (24 % - 22 %)	2 %
Excédent de poids (2 % x 55 kg)	1.1 kg

Donc, si cette même femme adopte le régime présenté dans ce livre et descend à 22 % de gras corporel, elle aura perdu 1,1 kg de tissu adipeux. Toutefois, il se peut qu'elle gagne parallèlement de la masse musculaire si bien que la variation nette de la masse pourrait être nulle, voire positive.

Le facteur bêta (ß)

Selon la théorie classique des calories, l'organisme stocke sous forme de gras les calories ingérées en trop et celles-ci se calculent comme la différence entre les calories consommées et les calories consumées. Or, nous savons tous intuitivement que cette théorie ne correspond pas à la réalité. C'est pourquoi je propose ce modèle mathématique qui est plus juste :

__La quantité de calories ingérées moins la quantité de calories brûlées et moins un facteur ß fois l'excédent de gras donne la quantité de calories stockées sous forme de graisse.__

Autrement dit, plus le pourcentage de gras corporel est élevé, moins le système digestif est perméable aux calories. La masse corporelle augmente ainsi jusqu'à ce qu'un équilibre naturel s'établisse entre l'ingestion de calories et l'élimination de ces dernières. Le surplus de gras est donc une fonction grossièrement linéaire de l'excédent de calories.

Par conséquent, nous ingérons tous plus de calories que nos besoins de base et c'est souhaitable ainsi. L'excédent de calories détermine la surcharge pondérale. L'organisme se constitue ainsi un coussin (également au sens propre du mot) pour parer aux carences éventuelles. L'ampleur du coussin dépend directement du facteur de proportionnalité (ß) défini ci-dessus.

Or ce dernier varie considérablement selon l'historique alimentaire. Si celui-ci est constitué de diètes à répétition, alors le facteur ß sera bas. Si, au contraire, l'historique ne comprend pas de périodes de carences alimentaires, mais de grande activité physique, alors le facteur ß sera élevé. Le corps s'ajuste selon ses besoins.

Le meilleur moyen d'influencer la surcharge pondérale n'est donc pas de jouer sur les calories, mais bien sur ce facteur ß et plus précisément il faut créer les conditions propices à l'augmenter. Ce livre explique comment s'y prendre.

Dans l'avant-propos, j'accusais les scientifiques de la santé d'avoir une approche trop « statistique » de la science. En développant ce modèle mathématique, j'ai commis le péché inverse : j'ai imaginé une équation théorique sans fondement biologique.

Or le processus de rétroaction biologique que ma théorie soupçonnait existe bel et bien. Quelle ne fut pas ma satisfaction de prendre connaissance des travaux du Dr Neal Barnard à ce sujet[14]. Il existe une hormone appelée *leptine* qui sert justement de signal de rétroaction biologique en agissant sur l'hypothalamus, l'organe responsable de la régulation de la faim. La sensation de la faim est inversement proportionnelle à la présence de cette hormone. De plus, la sécrétion de cette hormone est proportionnelle au pourcentage de gras corporel. Donc, il existe une rétroaction négative entre la faim et l'embonpoint. Mon fameux facteur bêta (ß) est simplement le coefficient de cette rétroaction.

Les gens qui souffrent d'embonpoint ou d'obésité ont partiellement ou complètement détraqué ce mécanisme naturel de contrôle. Dit autrement, leur facteur bêta est trop bas. Par conséquent, la clé du succès d'un régime ne consiste pas tant à focaliser sur le nombre de calories ingérées mais à rétablir la santé hormonale du corps via une saine alimentation et une saine hygiène de vie. Le corps se charge alors du reste, c'est-à-dire éliminer les calories ingérées en trop, mais aussi limiter la faim aux besoins énergétiques. Comme ces derniers varient beaucoup d'une personne à l'autre, il est beaucoup plus prudent de laisser le corps déterminer ses besoins que de lui imposer une diète basée sur des besoins théoriques. Un autre avantage indéniable de la méthode néopaléolithique est qu'elle épargne le souci de calculer ses calories (cf *Weight Watcher*) ou ses glucides (cf *Atkins*). Finalement, la méthode néopaléolithique permet de toujours manger à sa faim, ce qui, à mon sens, représente un avantage marqué… sauf évidemment pour les masochistes.

Les profils hormonaux

Il existe au moins deux types d'embonpoint bien différents. Le Dr Pierre Nys, endocrinologue et nutritionniste français rattaché aux hôpitaux de Paris les a baptisés comme suit[15] :

- Le profil « insuline » ;

- Le profil « leptine ».

Dans le premier cas, l'embonpoint provient d'une consommation excessive d'aliments à index glycémique élevé. Dans le second cas, elle provient d'une consommation excessive de calories, mais sans susceptibilité particulière aux mauvais glucides.

Il existe une façon simple de déterminer le profil d'embonpoint. Elle fonctionne dans 95 % des cas. Il suffit de mesurer le tour de taille et le tour des hanches, puis de diviser l'un par l'autre.

Ratio = T / H

Où   T = Tour de taille à la hauteur du nombril (cm),
           H = Tour des hanches à l'endroit le plus large (cm).

Si vous êtes une femme et que votre ratio dépasse 0,85, ou si vous êtes un homme et que votre ratio dépasse 1,0 alors votre répartition des graisses est dite androïde. Le cas échant, elle témoigne que votre problème d'embonpoint est dû à une hyperinsulinémie. Ce type d'embonpoint survient généralement plus tard dans la vie, soit dans la quarantaine pour les hommes ou dans la cinquantaine pour les femmes (quoiqu'on l'observe désormais chez des adolescents). C'est un symptôme du diabète de type 2. Vous devez également savoir que ce type d'embonpoint comporte beaucoup plus de risques pour la santé (voir chapitre 9). En adoptant mon régime, vous ferez d'une pierre deux coups : vous perdrez du poids mais aussi vous minimiserez ces risques et ce, sans nécessairement manger moins.

Dans le cas contraire (ratio inférieur à 0,85 ou 1,0), votre répartition est dite gynoïde et votre problème d'embonpoint est dû à un excès de calories. Le cas échéant, il faudra obligatoirement réduire votre consommation de nourriture en plus de rétablir votre équilibre hormonal. Cette restriction alimentaire sera forcément plus facile avec un régime équilibré qu'avec un régime faible en matières grasses à cause de la fameuse leptine qui détermine le sentiment de satiété. D'ailleurs votre embonpoint s'explique par une défectuosité du mécanisme de rétroaction qui contrôle l'appétit. Il est donc important de rétablir l'équilibre hormonal afin de restaurer le facteur ß même si l'insuline n'est pas directement en cause. Mon régime accomplit ce double objectif, c'est-à-dire faciliter la restriction alimentaire en plus de rétablir l'équilibre hormonal.

Donc, que votre problème d'embonpoint soit dû à l'insuline ou à la leptine, le régime préconisé dans ce livre vous ramènera au poids santé.

La méthode néopaléolithique

En définitive, il existe deux voies pour maigrir : soit en adoptant l'une de ces nombreuses diètes qui rendent malade et conséquemment entraînent une perte de poids ; soit en rétablissant la santé hormonale afin que l'organisme élimine de lui-même son gras excédentaire, c'est à dire qu'il régularise son appétit et élimine, s'il y a lieu, les calories ingérées en trop. C'est le principe de la méthode exposée dans ce livre. La première méthode est plus rapide, mais comporte des risques pour la santé. La seconde est plus durable et ne peut qu'améliorer votre état de santé.

La figure 2 schématise la méthode néopaléolithique. Les cercles extérieurs sont les causes des cercles intérieurs qu'ils touchent. Ainsi une saine alimentation contribue à la santé et procure les bonnes calories (par opposition aux calories vides). L'activité physique et l'hygiène de vie contribuent également à la santé. La combinaison d'un corps en santé et des bonnes calories entraîne naturellement un facteur ß élevé et conséquemment un poids santé (lire bon pourcentage de gras) et ce, sans diète.

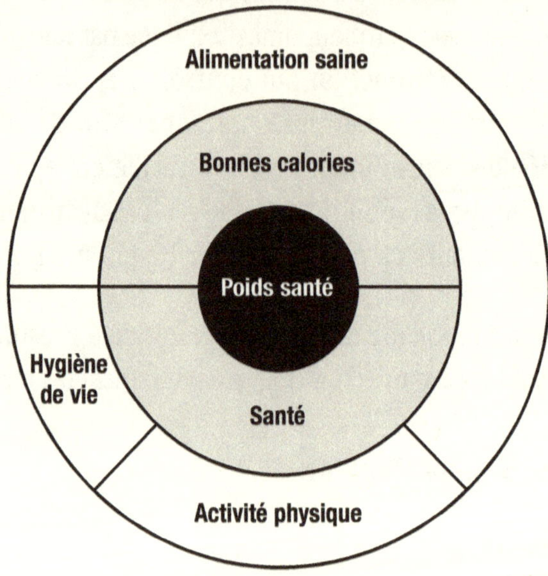

FIGURE 2

Permettez-moi d'illustrer cette théorie par un exemple pratique. Disons que vous roulez en hiver dans une voiture de luxe et que vous avez chaud. Quelle action vous apparaît la plus judicieuse :

- fermer une fenêtre, ou

- abaisser le thermostat ?

La réponse est évidemment triviale. Si vous ouvrez une fenêtre sans abaisser le thermostat, le système de chauffage fonctionnera plus fort et la température de l'habitacle ne descendra que peu.

Faisons maintenant le parallèle avec le corps humain. Ce dernier est doté d'un thermostat qui régule la masse corporelle. Vous pouvez toujours ouvrir une fenêtre, c'est à dire manger moins. Cependant, si le thermostat est réglé trop haut, le métabolisme travaillera plus fort et maintiendra votre poids trop élevé.

Quand la santé hormonale est perturbée, le thermostat de la masse corporelle l'est également. Il est donc plus judicieux de réparer le thermostat. Nous verrons bientôt comment.

Bien entendu un excédent de calories important et continuel engendrera toujours une surcharge pondérale et ce, même avec un facteur (ß) très élevé. Toutefois, le prix à payer pour les excès alimentaires sera bien moindre. N'est-ce pas au fond ce que nous attendons tous d'un régime ? En effet, il n'y a aucun mérite scientifique à maigrir en mangeant moins.

Le chapitre 11 résume les différents principes alimentaires exposés dans ce livre permettant d'atteindre et de maintenir l'équilibre hormonal. Ils s'inspirent de l'alimentation des hommes de l'époque paléolithique soit plus de 10 000 ans avant Jésus-Christ. Bien sûr ces principes alimentaires accommodent plusieurs aliments de la gastronomie moderne. C'est pourquoi j'ai baptisé mon régime de néopaléolithique.

Entrons maintenant dans le vif du sujet.

4

Les glucides

Les glucides et l'évolution

Quand on étudie la théorie de l'évolution et de la sélection naturelle, une des premières choses qui frappent est la lenteur avec laquelle les changements au code génétique surviennent. Le système digestif de l'être humain et de la plupart des mammifères ne fait pas exception à la règle. Depuis 100 000 ans, il a peu ou pas évolué. Or à cette époque paléolithique, l'homme était un chasseur-cueilleur qui se nourrissait essentiellement de viandes maigres et de sources de glucides naturels comme les fruits et légumes riches en fibres. Il maîtrisait déjà le feu et cuisait ses aliments.

Au début de l'ère néolithique (10 000 ans avant Jésus-Christ), l'homme de Cro-Magnon créa l'agriculture. La diète allait désormais comprendre une proportion croissante de céréales et de grains. Plusieurs problèmes modernes de santé sont alors apparus. L'analyse de squelettes et momies de différentes époques et civilisations a permis de corréler l'apparition de plusieurs maladies comme l'athérosclérose, les cardiopathies, les caries dentaires et l'obésité justement avec le développement de l'agriculture. Par exemple, ces maladies étaient très communes chez les Égyptiens bien que leur diète ressemblait étrangement aux recommandations « santé » promulguées aujourd'hui.

Autre fait étonnant : la taille moyenne des hommes à l'époque paléolithique était sensiblement la même qu'aujourd'hui. Avec le développement de l'agriculture, la taille moyenne de l'homme a chuté de 30 cm. Puis, elle a commencé à se rétablir il y a deux cents ans, ce qui coïncide avec le début des élevages de bétail intensifs.

Au fil des siècles, l'homme a développé de nouveaux végétaux par croisements successifs entre espèces différentes. L'accroissement de la densité de la population humaine dans certaines régions rendait obligatoire le développement de l'agriculture de plus en plus intensive afin d'éviter la famine. La nature seule ne pouvait plus nourrir autant de « coureurs des bois ».

L'agriculture a donc mis au point des céréales et des féculents de plus en plus concentrés énergiquement pour faire face à la population toujours grandissante. L'homme a de plus développé des aliments à base de ces céréales comme le pain (10 000 ans avant J.-C.), les pâtes (590 ans avant J.-C.), le tofu (220 ans avant J.-C.) et le seitan qui font maintenant partie de notre alimentation quotidienne. Plus récemment, l'ère industrielle a poursuivi ce processus de concentration avec le raffinage des farines et des sucres.

La domestication du bétail remonte à 6 500 ans avant J.-C., le lait et les premiers fromages ont suivi peu après soit 6 000 ans avant J.-C., puis le beurre 3 000 ans avant Jésus-Christ.

Au moment où notre estomac fut conçu, il n'existait pas de grains, de pain, de pâtes, de sucre pur. De plus, les légumes avaient une allure fort différente. Si la technologie agroalimentaire a beaucoup évolué depuis, malheureusement notre système digestif n'a pas suivi. Pour la plupart d'entre nous, ces nouveaux glucides concentrés et dépourvus de fibres perturbent la régulation hormonale et causent toutes sortes de problèmes de santé dont l'obésité.

Je ne dis pas que les conditions de vie étaient plus clémentes à l'époque paléolithique qu'elles ne le sont aujourd'hui, bien au contraire. À cette époque, manger trois fois par jour était un luxe. Les aliments étaient non seulement plus rares mais aussi moins caloriques. La viande était moins grasse et les féculents quasi-inexistants. Hélas, notre métabolisme archaïque n'est pas conçu pour tirer pleinement profit de la concentration des aliments modernes. Il est donc préférable de s'en tenir aux aliments traditionnels.

Le Guide alimentaire canadien

Le Guide alimentaire canadien (1992) divise les aliments selon les groupes alimentaires suivants :

- Produits céréaliers,

- Légumes et fruits,

- Produits laitiers,

- Viandes et substituts.

Selon ce Guide, il serait essentiel de manger des aliments des quatre groupes alimentaires, mais surtout des deux premiers groupes. De plus, il déconseille les aliments gras.

Le quatrième groupe porte un nom laconique. Ce choix de nom est politique et vise à rallier les végétariens. Cependant, comme nous le verrons plus tard, il n'y a pas de substituts complets à la viande.

Comme nous l'avons vu précédemment, les groupes des produits céréaliers et des produits laitiers n'existaient pas il y a 12 000 ans, alors que le système digestif de l'homme était à 99,99 % semblable à celui d'aujourd'hui[16]. Cette réalité incontournable ne signifie pas nécessairement que les aliments de ces deux groupes sont impropres à la consommation humaine. Néanmoins, il est évident que leur consommation n'est aucunement essentielle pour vivre en santé.

Le Guide alimentaire canadien s'appuie davantage sur des fondements politiques que scientifiques.

D'abord, le Gouvernement canadien doit émettre des recommandations uniques pour toutes les couches de la société, y compris les plus démunis. Comme les produits céréaliers et le lait sont les aliments les moins dispendieux, nous assistons inévitablement à un nivellement par le bas. Ensuite, les industries céréalière et laitière font vivre des millions de Canadiens. Le gouvernement a donc jugé plus pertinent de protéger ces emplois plutôt que de révéler toute la vérité.

Pourtant, le groupe alimentaire qui est le principal responsable de l'obésité et autres maladies contemporaines est à la fois le même groupe dont le Guide canadien encourage le plus la consommation. Comme la plupart des diététistes font la promotion du Guide canadien alors que plusieurs auteurs (Atkins, Reaven, Sears...) décrient les produits céréaliers, il ne faut pas s'étonner que la population soit confuse.

L'index glycémique

D'un point de vue énergétique, on peut comparer les lipides à une bûche de chêne, les protides à une bûche de tilleul et les glucides à une branche de sapin. À masse égale, les lipides procureront effectivement deux fois plus d'énergie que les protides au cours de la combustion. Les glucides procureront autant d'énergie que les protides mais brûleront beaucoup plus rapidement. Une branche de sapin causera effectivement une flamme très intense mais brève dans un foyer. Tout bon ramoneur vous déconseillera cependant de vous offrir ce spectacle trop souvent. Chaque branche de sapin brûlée de la sorte ajoute une couche de créosote dans la cheminée. Un jour, l'accumulation de créosote causera un feu de cheminée et incendiera probablement la maison.

L'ingestion d'un glucide à index glycémique élevé cause à chaque fois une montée d'insuline dans le sang et dépose une fine couche de gras à l'intérieur des vaisseaux sanguins, qu'on appelle l'athérome (le mécanisme exact est expliqué au chapitre 9). Avec le temps, cette couche de gras s'épaissit, la section effective des vaisseaux sanguins diminue, la pression artérielle augmente et un beau jour, c'est le feu de cheminée (la crise cardiaque). Ce phénomène d'obstruction progressive des artères s'appelle athérosclérose (ou artériosclérose).

Quand un glucide est ingéré, la concentration d'insuline dans le sang augmente jusqu'à un sommet, puis redescend à son niveau de base. L'aire sous la courbe et au-dessus du niveau de base détermine *l'index glycémique*[17]. Par définition, l'aire sous la courbe suite à l'ingestion du glucose pur est fixée à 100. Les autres index glycémiques sont obtenus par comparaison au glucose. Comme nous le verrons bientôt, un index glycémique supérieur à 50 est préjudiciable pour la santé.

Il y a vingt ans encore, on croyait que les sucres complexes comme l'amidon dans les pommes de terre ou les céréales étaient absorbés plus lentement que les sucres de structure chimique simple comme le sucre de table. C'est pourquoi, les diététistes favorisaient la consommation de ces sucres dits « lents » à celle des autres sucres dits « sucrés ». Dans la même logique, ils recommandaient aux athlètes de faire le plein de spaghettis la veille d'un marathon.

Depuis lors, plusieurs études ont démontré que la réalité était toute autre. Les céréales transformées par l'industrie agroalimentaire du XXe siècle (voir chapitre 1) comme le riz soufflé, le blé soufflé, le riz instantané, la purée de pomme de terre instantanée, ou la crème glacée au tofu ont tous un index glycémique supérieur à 100. Les glucides issus de l'agriculture du XIXe siècle comme le sirop de maïs, le riz à cuisson rapide, les pommes de terre, les chips, les carottes (cuites), les *Corn Flakes* se situent entre 80 et 100 alors que le sucre de table, le pain de farine blanche raffinée, les pâtes raffinées, le maïs moderne, la semoule raffinée, les céréales raffinées en général, le jus d'orange (sans pulpe), les bananes, les haricots en conserve, les boissons gazeuses se situent entre 50 et 80.

Fait étonnant : la crème glacée traditionnelle (lire riche en matières grasses) a un index glycémique inférieur à 50 alors que la crème glacée faible en matières grasses dépasse 80. L'explication est que les matières grasses retardent l'absorption du sucre.

Autre fait étonnant : le fructose, sucre principalement contenu dans les fruits, a un index glycémique de 23 et une structure chimique on ne peut plus simple, ce qui va à l'encontre de la théorie des sucres lents si chère à certains. Elle est constituée d'un seul noyau de carbone comme le glucose alors que le sucre de table (saccharose) en possède deux. L'explication est que le corps ne peut métaboliser directement le fructose. Il doit d'abord le transformer en glucose. C'est pourquoi un fruit sucré comme la cerise a un index inférieur à 30. C'est une bonne nouvelle car c'est un fruit succulent.

Nous savons aussi aujourd'hui que le corps ne peut stocker plus de 2 000 calories au total soit plus ou moins la quantité d'énergie pour compléter un marathon type. Si le corps ne pouvait compter que sur les glucides, tout marathonien mourrait donc au fil d'arrivée. Dans les faits, le corps pige son énergie dans ses réserves de graisses, lesquelles peuvent emmagasiner typiquement 20 fois plus de calories.

Toute la théorie des sucres complexes a donc volé en éclats. Étrangement, certains spécialistes de la santé n'ont toujours pas mis leur discours à jour. Ils brandissent même des études contradictoires qui défendent encore les vertus des nouveaux glucides. J'ai consulté quelques-unes de ces études et remarqué qu'elles avaient toutes un point en commun : elles étaient ouvertement financées par des sociétés agroalimentaires impliquées dans le raffinage de céréales ou de sucre ! Tirez vos conclusions.

Certains glucides ont un index glycémique élevé, mais contiennent peu de sucre. Le melon d'eau (ou pastèque) par exemple a un IG élevé de 70 mais ne contient que 5 % de glucides. Son pouvoir glycémiant est donc faible. C'est pourquoi un nouvel index a été créé. Il s'agit de la charge glycémique qui est ni plus ni moins le produit de l'index glycémique par le pourcentage de glucides. Dans le cas du melon d'eau, la charge glycémique est inférieure à 4, ce qui est plutôt faible. Le tableau 6 qui classifie la qualité des glucides tient compte également de la charge glycémique. Tout au long du texte, je parle de l'index glycémique, mais fais souvent référence en réalité à la charge glycémique.

L'annexe B présente un tableau croisé des index et charges glycémiques pour certains aliments courants.

Le cercle vicieux

Comme nous l'avons vu au chapitre précédent, la mission combinée de l'insuline et du glucagon est d'assurer le bon taux de glucose dans le sang. Ce mécanisme développé il y a plus de 100 000 ans fonctionne d'ailleurs très bien avec les aliments disponibles à cette époque.

L'ingestion de glucides modernes (index glycémique élevé) fait monter le sucre dans le sang plus vite que le temps de réaction du pancréas. Celui-ci sécrète alors une quantité d'insuline plus grande que requise. Le taux de sucre retombe alors brutalement plus bas que son niveau normal et s'y maintient le temps que le pancréas réagisse. L'insuline retombe éventuellement à zéro. Le sucre remonte et ainsi de suite.

C'est comme tirer un poids pendu au bout d'un ressort et de le relâcher brusquement. Le poids oscillera alors quelque temps autour de sa position de repos pour finalement s'y immobiliser. Cette comparaison n'est pas farfelue car ce sont les mêmes équations différentielles (polynôme 2e degré) qui régissent l'insuline et le ressort.

Cet effet de yo-yo cause le cercle vicieux de l'hypoglycémie. Après avoir consommé un repas copieux en glucides à l'heure du midi, votre taux de glucose monte brusquement, puis redescend sous la normale. Comme votre cerveau carbure exclusivement au glucose, vous vous sentez soudainement fatigué et en panne d'énergie. Vous ingurgitez alors une petite collation hyperglucidique pour durer jusqu'au souper. Votre taux de glucose remonte alors instantanément et vous vous sentez mieux.

Votre repas du midi contenait pourtant suffisamment de calories pour subsister jusqu'au souper. Cette énergie n'était toutefois pas disponible car en présence d'insuline les cellules du corps stockent le glucose au lieu de le rendre accessible. Non seulement, vous êtes-vous senti aussi mal que si vous aviez jeûné, mais en plus vous avez pris du poids car le glucose s'est transformé en graisse (phénomène de lipogénèse). C'est joindre l'inutile au désagréable.

D'autres symptômes classiques de l'hypoglycémie sont :

- la nécessité de manger à une heure fixe ;

- les maux de tête à l'approche du repas ;

- la difficulté de sauter un repas ;

- une faim intense qui se rassasie très rapidement ;

- une fatigue chronique ;

- des maux de tête chroniques.

Même sans ces symptômes d'hypoglycémie qui poussent à trop manger, l'ingestion de glucides modernes fait engraisser. Le pancréas cherche à maintenir une teneur approximative de 1g de glucose par litre de sang. Après avoir mangé, cette teneur s'élève naturellement au-delà de ce seuil. Le pancréas sécrète alors de l'insuline qui commande au foie et aux muscles de stocker ce glucose sous forme glycogène jusqu'à ce que la teneur de glucose revienne à son niveau original. Par contre, si l'index glycémique de l'aliment est trop élevé, la teneur en glucose s'élève plus vite que le temps de réaction du pancréas et atteint temporairement un niveau très élevé. Le message de l'insuline alors change : il commande la lipogénèse. Le même phénomène se produit si la quantité absolue de glucides est trop grande. Les capacités de stockage en glycogène étant limitées, la lipogénèse prend la relève.

C'est pourquoi la majeure partie de la graisse excédentaire du corps provient non pas de la graisse des aliments ingérés, mais bien de leurs glucides.

Cette technique est utilisée en agriculture moderne pour engraisser rapidement le bétail. Les porcs sont nourris exclusivement au grain dans le but de les engraisser le plus rapidement possible. Le fameux foie gras du Périgord provient d'oies qu'on a gavées de grains.

En plus d'être la première cause de l'embonpoint, l'hyperinsulinémie a d'autres effets pernicieux comme le déséquilibre du ratio PGE1/TXA2[18].

Quand cet équilibre est perturbé, rappelez-vous que vous êtes plus susceptible aux allergies, à l'arthrite, à l'asthme, aux ulcères d'estomac, aux troubles du sommeil, aux maladies cardiaques, à la haute pression, aux problèmes de glande thyroïde, à la dépression, à l'hyperactivité chez les enfants, au syndrome prémenstruel chez la femme et même à l'impuissance chez l'homme.

Selon une recherche menée par Gerard Reaven de l'Université de Stanford en 1987, tous les individus ne sont pas affectés également par le phénomène d'intolérance aux nouveaux glucides décrits plus haut. Le quart de la population ne réagirait pas aux nouveaux glucides. Ces gens peuvent ainsi mal manger sans engraisser pour autant. Ils sont d'ailleurs les premiers à se moquer des régimes des autres. La moitié de la population réagit plus ou moins comme décrit précédemment. Le dernier quart réagit violemment aux nouveaux glucides. Ces derniers composent notamment la population des obèses aux États-Unis.

L'index glycémique global

Bref, l'estomac humain n'a pas été conçu pour digérer les pâtes alimentaires et autres produits modernes de l'agriculture. Farine blanche raffinée ou sucre blanc raffiné : c'est bonnet blanc, blanc bonnet.

Si vous tenez malgré tout à consommer ces produits, tournez-vous au moins vers des versions plus ancestrales comme le riz complet (50), le pain intégral (40), et les pâtes intégrales (40) qui ont des index glycémiques plus bas. Malgré tout, il faut éviter de consommer des féculents à l'occasion d'un copieux repas. Ainsi accompagner tout repas d'une tranche de pain est une bien mauvaise habitude qui fait engraisser à coup sûr.

Le nutritionniste autodidacte Michel Montignac a contribué à éduquer la population (surtout francophone) en la sensibilisant au piège de l'hypoglycémie. Il va même plus loin en prétendant qu'il faut éviter la combinaison lipide-glucide pour ne pas engraisser. Cependant Montignac ne dit pas que la combinaison avec un lipide réduit l'index glycémique du glucide (ex : crème glacée).

Pour le petit déjeuner, il n'y a donc rien de mal à tartiner une tranche de pain brun (idéalement pain de protéines, intégral ou kamut) avec du beurre d'arachide (non hydrogéné bien sûr[19]), bien au contraire. La combinaison glucide-lipide abaisse ici l'index glycémique global. Encore faut-il que le glucide à la base n'ait pas un index glycémique trop élevé. Ainsi tartiner du pain blanc industriel avec du beurre est toujours déconseillé. La combinaison pain brun-beurre-confiture est acceptable en autant que la confiture n'ait pas de sucre ajouté ou, le cas échéant, que le sucre ajouté soit du fructose (voir tableau des glucides pour discerner les bons des mauvais sucres industriels).

C'est donc l'index glycémique global du repas qui compte et non l'index glycémique individuel de chaque aliment le constituant. Il n'existe pas encore de table d'index glycémiques combinés. Par contre, on peut estimer l'index glycémique global en calculant la moyenne pondérée des index glycémiques individuels. Par exemple, si vous consommez une tranche de pain intégral (35 g de glucides avec IG de 35) tartinée de confiture (18 g de glucides avec IG de 55), l'index global sera de 42. Toutefois, ce calcul est bien approximatif et il arrive parfois que l'index glycémique global soit supérieur à chacun des ingrédients pris individuellement (synergie négative) ou inférieur (synergie positive).

Bien entendu, il n'est pas nécessaire de se lancer dans d'aussi savants calculs pour bien se nourrir, d'autant plus que l'index glycémique global ne correspond pas toujours à la moyenne pondérée. L'important est de retenir le principe et de l'appliquer grossièrement.

***Un repas est d'autant moins hyperglycémiant qu'il est mixte
et équilibré en glucides, lipides et protides***

Si vous estimez l'index glycémique global de votre repas à plus de 50, limitez alors la quantité de calories totales de ce repas. C'est la méthode Weight Watcher. Gardez à l'esprit toutefois que si une telle stratégie vous évite d'engraisser, elle ne vous protège pas par autant des autres problèmes de santé liés à l'hyperinsulinémie. Encore une fois tout est une question de modération. Il faut simplement éviter de manger systématiquement des féculents à chaque repas comme c'est malheureusement le cas pour bien des gens.

Si vous estimez l'index glycémique global de votre repas sous la barre de 50, vous pouvez alors vous permettre d'être gourmand puisque votre organisme éliminera naturellement l'excédent des calories ingérées. Comme mentionné au chapitre 3, ce mécanisme fonctionnera seulement si vos hormones sont en équilibre, c'est-à-dire que vous vous alimentez convenablement déjà depuis quelques mois et que vous maintenez un minimum d'activité physique par semaine (voir chapitre 8).

Il faut demeurer attentif à l'index glycémique global d'un repas, mais aussi à l'évolution de cet index global au cours du repas. Si vous buvez un porto comme apéritif, votre index global sera très élevé pendant au moins une quinzaine de minutes même si l'index global du repas complet est acceptable. Hélas, cette courte période sera suffisante pour emballer votre pancréas et perturber votre équilibre hormonal. Si par contre, vous buvez ce même porto en digestif, alors l'index global cumulatif ne montera jamais au-dessus du niveau fatidique et vous vous en tirerez à bon compte.

Quel est ce niveau fatidique ? Il varie d'une personne à l'autre et dépend de votre susceptibilité insulinémique (ce que le Dr Reaven a baptisé le Syndrome X dans son célèbre livre sur les maladies cardiaques). Les conseillers en nutrition oublient trop souvent que chaque organisme est unique et qu'en prodiguant des conseils généraux, ils nuisent à l'efficacité et, par le fait même, à la crédibilité de leur science.

En résumé, il faut non seulement porter attention aux combinaisons alimentaires, mais aussi à la séquence alimentaire.

*Au cours d'un même repas, il faut garder les aliments
à index glycémique élevé pour la fin.*

Voilà l'explication scientifique pour laquelle l'homme mange son dessert à la fin du repas et ce, depuis des millénaires. Voilà pourquoi aussi le porto, selon l'étiquette, doit se boire en digestif ou encore en accompagnement des fromages, mais jamais en apéritif. Le Sauternes, un succulent vin blanc liquoreux, se boit souvent en début de repas dans la région du Périgord en France. Toutefois, le cas échéant, il accompagne obligatoirement le foie gras, un aliment très gras qui rabaisse alors son index glycémique. Encore une fois, cette vielle tradition a son fondement scientifique.

Par contre, aux États-Unis où il y a justement absence de traditions alimentaires ancestrales, la norme au restaurant consiste à commander un apéritif (d'index glycémique élevé) avant le repas et c'est souvent le seul alcool consommé. Une autre mauvaise idée est de commencer le repas avec une tranche de pain blanc ou des croustilles de pain.

Voici donc mes recommandations générales pour aplanir le pic d'insuline et permettre ainsi au corps d'évacuer les calories ingérées en trop :

• Évitez les alcools sucrés, sinon consommez-en avec modération à la fin du repas ou avec les fromages.

IMPACT DES MAUVAIS GLUCIDES SUR L'ÉQUILIBRE HORMONAL
Acides gras OMEGA-6
Acides gras OMEGA-3
AL
ALG-
ALDG-
D6D-
ALA++
INSULINE++
D5D++
AEP
ADH
PGE1-
TXA2++
Hormones paracrines eicosanoïdes
Légende :
Conversion
Conversion difficile
Action catalytique positive
Action catalytique négative

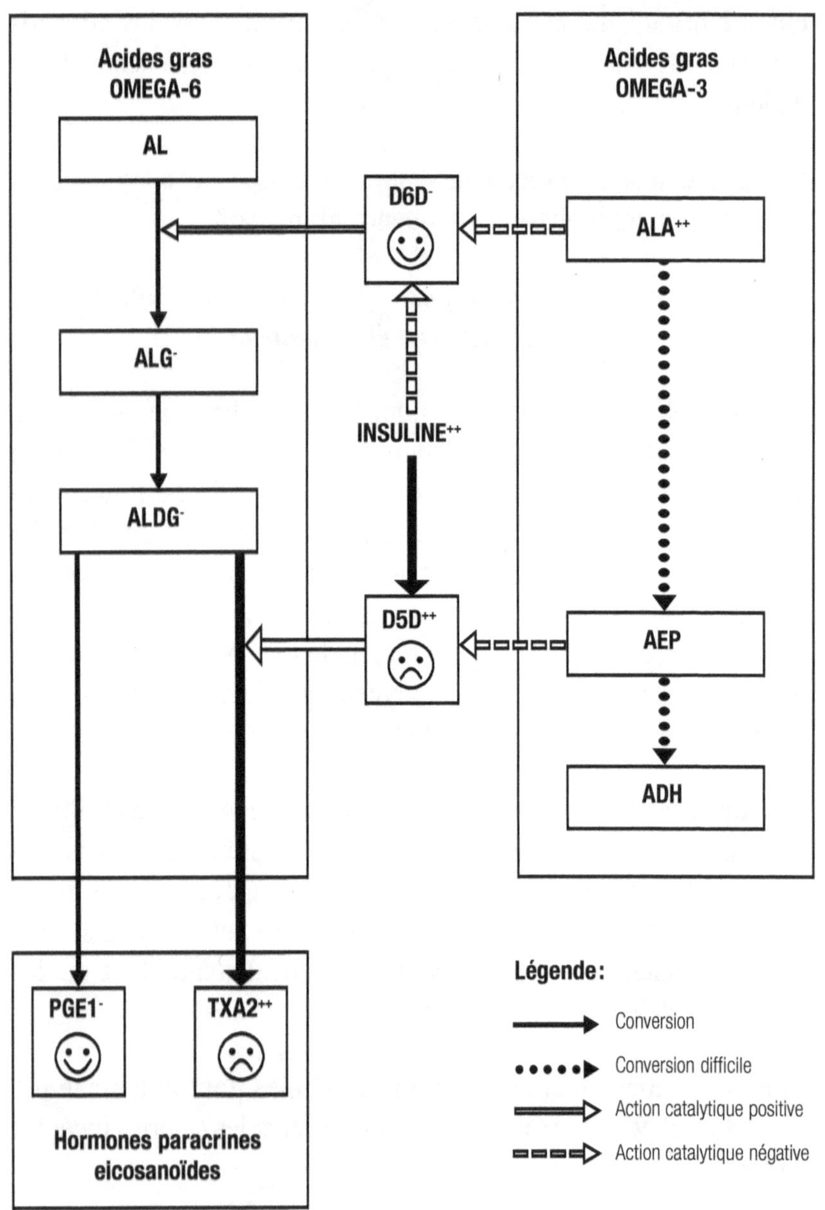

FIGURE 3

- Évitez les apéritifs, surtout les apéritifs sucrés et/ou pétillants ;
  buvez plutôt du vin en mangeant ; le Champagne ou le vin
  mousseux dit «brut» est préférable car son taux de sucre est
  plus bas.

- Pour perdre du poids, il est préférable de consommer du vin
  rouge que du vin blanc.

- Comme hors d'œuvres, préférez les trempettes de crudités
  aux craquelins.

- Évitez les entrées sucrées ; gardez les sucreries pour dessert.

- Évitez les entrées de féculents (pâtes, riz, polenta…).

- Si vous tenez à manger des pâtes, alors faites le avec
  modération, coupez le dessert et mangez des légumes riches en
  fibres au cours du même repas (par exemple des crudités
  comme hors d'œuvre). Les pâtes consommées pour dîner
  entraînent souvent la somnolence en après-midi.

- Évitez de manger du pain avant ou avec le plat principal d'un
  souper, sinon consommez du pain intégral avec modération
  avec les fromages.

- Autant que possible, gardez la consommation de pain pour le
  matin ; choisissez alors un pain complet ou intégral,
  idéalement de farine de seigle, kamut ou épeautre ; il existe
  aussi aujourd'hui des pains faibles en glucides ou riches en
  protéines dont l'indice glycémique est très bas.

- Choisissez les confitures à base de vrais fruits, sans trop de
  sucre ajouté (sinon du fructose) ; bannissez les confitures à
  base d'essences artificielles.

- Choisissez des jus de fruits naturels avec pulpe, non faits de concentré, et sans sucre ajouté ou essence artificielle.

- Décrochez du sempiternel sandwich pour vos lunchs (pique-nique); habituez-vous à manger les fromages et les charcuteries sans pain.

- Évitez les autres combinaisons classiques entre le pain blanc et la viande comme les hamburgers, hot dogs, pizza, sous-marins, etc... Ils constituent la base de l'obésité américaine.

- Pour déjeuner, ne combinez pas protéines (œufs, bacon, saucisses...) et féculents raffinés (pain blanc, pommes de terre rissolées, céréales raffinées...).

- Le meilleur moment pour consommer un glucide à index glycémique élevé (verre de jus immense, sundae au chocolat, lait frappé, etc...) est immédiatement après un exercice physique intense. Le pire moment est juste avant.

- Évitez les soupes et sauces épaissies aux féculents (ex: farine, fécule de maïs...).

- Les fruits frais sont préférables aux fruits secs.

Les céréales et les grains

Une partie de la population a développé une allergie au blé moderne. Une solution potentielle consiste à consommer du blé ancestral comme l'épeautre ou le kamut. Des boulangeries spécialisées vendent du pain au levain fabriqué à partir de farine de ces blés (ex: La fournée Ynew de Montréal).

La petite histoire du kamut est particulièrement intéressante et mérite d'être racontée. Les Égyptiens avaient autrefois la tradition d'inhumer leurs défunts rois avec toutes sortes de victuailles. Leurs sarcophages et tombeaux avaient des propriétés extraordinaires de conservation que la science moderne arrive encore mal à comprendre. Lors d'une fouille archéologique, on a retrouvé des grains de blé dans l'un de ces tombeaux. À la surprise générale, quelques-uns de ces grains étaient encore fertiles et ont donné du blé après avoir été plantés. Depuis lors, le blé a été multiplié pour en faire la culture à grande échelle. Ce blé qu'on a baptisé kamut est donc une copie conforme du blé que l'homme faisait pousser il y a plusieurs milliers d'années et dont la culture avait complètement disparu de la surface de la planète. C'est l'ancêtre du blé moderne qui a subi plusieurs changements génétiques au cours des siècles. C'est un autre exemple où notre système digestif n'a pas su s'adapter à l'évolution agroalimentaire.

Toutefois, plusieurs études[20] m'amènent à conclure que la consommation de céréales et de grains en général n'est pas recommandée et ce, même aux personnes qui ne présentent pas d'allergie apparentes. Les grains contiennent de l'*acide phytique* qui se lie avec le calcium, le fer, le zinc, et le magnésium pour former des substances insolubles, les *phytates*. Les minéraux ainsi transformés ne sont pas absorbés par l'organisme. Une consommation excessive de grains peut même mener à une carence de ces minéraux et au rachitisme.

Toutefois, l'acide phytique peut être détruit à l'aide d'enzymes qui se retrouvent aussi dans les grains, les phytases. Ces derniers sont stimulés par des traitements ancestraux comme le maltage, la fermentation, le trempage, le blanchissage et le levain. Par conséquent, la bière, les alcools de grains et le pain au levain sont pratiquement dépourvus d'acide phytique. Par contre, le traitement industriel des céréales (ex : Corn Flakes, Special K, etc…) détruit les phytases, ce qui les rend encore plus nocives qu'à l'état naturel.

***Débarrassez-vous une fois pour toutes de ce mythe
« granola » selon lequel les grains et céréales sont
des aliments sains et inoffensifs. Dans les faits,
ils ne sont ni essentiels, ni même conseillés.***

Ce mythe est particulièrement bien ancré chez les adeptes de plein air dont je fais partie. Ces derniers sont généralement en bonne forme physique et souvent en bonne santé par ricochet. Cependant, ils croient à tort que leur alimentation « granola » contribue à cet état de santé supérieur alors que c'est tout le contraire.

Donc si vous consommez du pain ou des céréales, faites-le simplement par goût et non par bonne conscience.

La qualité des glucides

Le glucide est donc un bien mauvais carburant. Par contre, il est peut-être une excellente source de fibres et de micro-éléments. La consommation quotidienne de bons glucides (voir tableau 6) procure des vitamines et polyphénols essentiels à l'organisme. L'absence de ces derniers dans les aliments préparés industriellement expliquerait en partie la vague récente d'obésité[21].

Les fibres[22] n'ont aucune valeur nutritive en soi, mais sont quand même nécessaires au bon fonctionnement du système digestif en particulier des intestins. Il s'agit ni plus ni moins d'un rembourrage alimentaire qui dilue les éléments nutritifs au niveau pour lequel le système digestif était conçu à l'époque paléolithique.

Les fibres sont intéressantes dans le cadre d'un régime. Non seulement elles bourrent l'estomac et l'intestin (en se gorgeant d'eau) donc rassasient l'appétit sans apport calorique appréciable mais en plus elles diminuent le pouvoir glycémiant des sucres.

L'effet est d'autant intéressant que la quantité de fibres est élevée et que le nombre de calories est bas. Pour pleinement profiter de l'effet des fibres, il faut toutefois boire suffisamment d'eau. À l'époque paléolithique, la consommation quotidienne de fibres dépassait 100g[23].

La qualité d'un glucide se définit donc par son pouvoir glycémiant, ses micro-éléments et ses fibres. La figure 4 illustre l'élévation du taux d'insuline dans le sang après avoir ingurgité différents glucides d'index glycémique différents. Plus l'aire sous la courbe est petite, moins le glucide perturbe l'équilibre hormonal de l'organisme. Le glucose est présenté à titre de référence.

Le tableau 6 divise les glucides en quatre groupes. Le premier groupe comprend les meilleurs glucides. On peut les manger à volonté sans crainte d'engraisser. Plusieurs de ces glucides ont d'ailleurs un bilan calorique négatif (voir chapitre 11). Donc, plus on en mange, plus on maigrit. De plus, on retrouve dans ce groupe tous les micro-éléments et fibres qu'on peut espérer se procurer chez les glucides. La consommation des autres glucides est donc facultative et volontaire.

Le deuxième groupe comprend également des bons glucides mais qu'il faut consommer avec modération. Modération simplement parce qu'une consommation excessive peut mener à un accroissement du gras corporel et ce, bien que ces glucides aient une bonne valeur nutritive. Le mécanisme autorégulateur de la faim ne sera pas aussi efficace que pour le premier groupe.

Le troisième groupe comprend les aliments qu'il faut désormais éviter car leur consommation non seulement mène à l'embonpoint, mais en plus crée toutes sortes de problèmes de santé et ce, chez les trois quarts de la population occidentale. Encore une fois, toute est une question de jugement. Si vous cherchez à perdre du gras ou vous avez des problèmes de santé liés à l'hyperinsulinémie (voir chapitre 8), il faut les éviter à tout prix. Si, par contre, vous cherchez uniquement à maintenir votre niveau de gras actuel et que vous êtes en bonne santé, vous pouvez vous permettre de tricher de temps à autre.

La plupart des diètes vous dictent une quantité précise d'aliments à consommer. La méthode néopaléolithique fonctionne différemment. Vous dosez vous-même la répartition entre ces trois groupes en fonction de vos besoins spécifiques. Pour une perte de gras rapide, concentrez-vous sur le premier groupe. Dans tous les cas, vous mangez à votre faim.

Le quatrième groupe comprend les aliments qui devraient être bannis de cette planète. Comme pour la cigarette, les gouvernements devraient leur apposer des avertissements pour la santé en grosses lettres. Si vous ne retenez qu'une seule chose de ce chapitre, retenez ces aliments à bannir.

Le sucre en particulier est un véritable poison. En voici une preuve. Le DL-50 est une mesure couramment utilisée dans l'industrie des pesticides pour comparer la toxicité des produits chimiques. Il s'agit de la quantité de mg par kg de masse corporelle suffisante pour tuer la moitié des rats de laboratoires qui l'ont ingérée. La compagnie Dupont a dû retirer du marché le fongicide Benlate à cause des nombreuses poursuites judiciaires qui ont été intentées suite à l'intoxication de fermiers. Or, le DL-50 du Benlate est de 10 000 mg/kg alors que celui du sucre blanc raffiné est de 27 000 mg/kg. Autrement dit, le Benlate n'est même pas trois fois plus toxique que le sucre et pourtant on a discontinué sa production parce que trop dangereux !

Prenez un sac de vidange, ouvrez-le bien grand, et jetez-y toutes vos céréales croustillantes, boissons gazeuses, chips, crottes de fromages, croustilles, friandises américaines, pâtisseries et gâteaux industriels. À l'instar des cigarettes légères, les sodas « diètes » à base d'édulcorant ne constituent pas un succédané sans danger aux sodas sucrés. Bien qu'ils ne contiennent pas de sucre, ils suscitent malgré tout une réaction insulinémique.

Que faire si vous raffolez d'un de ces aliments ? Il vous faut d'abord comprendre que vous consommez cet aliment pour son effet et non pour son goût. Comme j'expliquais au chapitre 1, le corps s'habitue au poison qu'il consomme et finit par en redemander. C'est le cas de la cigarette. Si les fumeurs de pipe ou de cigare apprécient le goût de leur tabac, les fumeurs de cigarettes ne fument que pour l'effet. La cigarette n'est qu'un dispositif d'injection de nicotine par voies respiratoires comme une seringue est un dispositif par voies intraveineuses. Il n'est pas étonnant d'ailleurs de constater une forte proportion de fumeurs de cigarettes chez les consommateurs de ce groupe de glucides.

La consommation journalière de boisson gazeuse, en particulier de cola, est une véritable dépendance au même titre que la drogue. D'ailleurs les gens intoxiqués au cola ont beaucoup de difficulté à se défaire de leur accoutumance.

Comprenez-moi bien : je n'ai pas l'intention (ni le pouvoir de toute façon) de vous empêcher de manger ce que vous voulez. Mon intention est de vous informer de l'esclavage sournois dont vous êtes victime. Ensuite vous prenez vos décisions.

Si vous aimez ces glucides industriels, considérez-vous comme drogué. Et comme tout drogué, votre jugement fait défaut quand il s'agit de votre drogue. Si vous ne me croyez pas, tentez l'expérience suivante. Ne mangez que des glucides du premier et deuxième groupes pendant trois mois. Ensuite, achetez-vous un sac de chips. Il vous donnera la nausée.

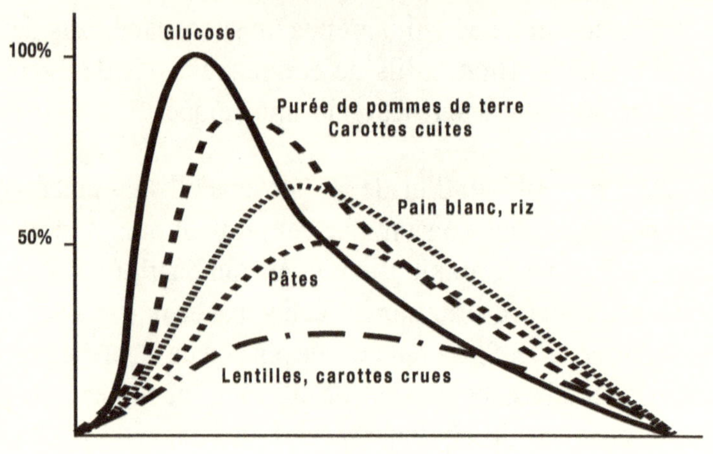

FIGURE 4[24]

La quantité des glucides

Maintenant que vous connaissez les différentes qualités de glucides disponibles, quelle quantité de glucides devriez-vous manger par rapport aux autres macro-éléments?

Le tableau 10 du chapitre 11 résume différentes recommandations concernant la proportion des glucides dans l'apport énergétique total. Chaque expert y va de sa propre recommandation. Hélas je ne crois pas qu'il existe une seule bonne réponse pour tous. La quantité idéale de glucides dépend en fait de plusieurs facteurs dont:

- la qualité de vos glucides,

- votre susceptibilité glycémique personnelle (SGP),

- votre appétit, et

- votre goût.

Voyons comment ces facteurs agissent. Vous pouvez manger plus de glucides s'ils sont de meilleure qualité (le groupe 1 par exemple). Inversement, vous devez en manger moins s'ils sont de moindre qualité (groupe 3). Plus votre organisme est susceptible à la glycémie, moins vous devez manger de glucides. Plus vous mangez des calories excédentaires (i.e. en surplus de vos besoins énergétiques), moins vous devez manger de glucides. Finalement, il y a aussi une question de goûts personnels.

Même si toutes les conditions sont favorables, les glucides ne devraient pas représenter plus de 45 % de votre apport calorique total. Cet apport correspond à 225 grammes de glucides pour une ration journalière de 2000 calories. Méfiez-vous des glucides hypercaloriques : ils peuvent aisément dépasser 50 % des calories dans votre assiette tout en occupant un volume relativement restreint.

Il s'agit ici non pas des glucides totaux, mais de la différence entre ceux-ci et les fibres alimentaires. Par exemple, un artichaut contient 11 % de glucides, mais la moitié de ces glucides sont en fait des fibres. Par conséquent, la contribution réelle en glucides n'est que de 5,5 %.

Le département américain de l'agriculture (USDA) maintient une base de données sur la composition de la plupart des aliments sur Internet à l'adresse : http://www.nal.usda.gov/fnic/cgi-bin/nut_search.pl.

Afin d'obtenir les micro-éléments et fibres alimentaires nécessaires, les glucides devraient représenter au moins 20 % de votre apport calorique total. Cet apport correspond à 100 grammes de glucides pour une ration journalière de 2000 calories. Il se peut malgré tout qu'il y ait déficit en fibres dépendamment de la qualité des glucides impliqués. C'est pourquoi ma recommandation générale est de 35 % pour les gens gourmands et moyennement susceptibles à la glycémie. À titre de comparaison, la contribution énergétique des glucides à l'époque paléolithique variait de 22 % à 40 %, mais ceux-ci étaient de bien meilleure qualité qu'aujourd'hui[25].

Le régime préconisé par l'Association américaine pour le cœur (AHA) est beaucoup trop élevé en glucides. Ce régime a pour effet de baisser le niveau de cholestérol, raison pour laquelle il a été conçu. Le hic, c'est qu'il abaisse autant le bon cholestérol (HDL)[26] que le mauvais (LDL) et en plus, il a le fâcheux effet secondaire d'élever les triglycérides[27]. En définitive, ce régime n'est définitivement pas approprié pour les gens à risque de maladies cardiaques. Nombre d'études scientifiques l'ont démontré et l'Association devrait réviser ses recommandations prochainement.

À 27 ans, je mangeais des féculents comme la plupart des gens, mais sans abus. Afin d'obtenir une assurance-vie, j'ai dû faire analyser la qualité de mon sang. Mon taux de triglycérides titrait alors 345 mg/dl (3,9 mmol/l) alors que le seuil dangereux à ne pas dépasser est de 120 mg/dl (1,3 mmol/l). De plus, mon ratio de cholestérol total sur le bon cholestérol (HDL) était de 6,7 alors que la limite supérieure dangereuse pour un homme est de 5,0. Ma mauvaise génétique et mon rythme de vie me prédisposaient alors pour une première crise cardiaque dans la quarantaine. L'été dernier, alors que j'atteignais le seuil critique des 40 ans, j'ai fait prendre une autre analyse sanguine. J'ai alors constaté avec satisfaction les retombées de ma nouvelle diète. Mon taux de triglycérides est désormais de 59 mg/dl (0,7 mmol/l) et mon nouveau ratio de cholestérol est de 3,9 !

Seule l'idée de calculer la proportion des glucides dans votre alimentation vous donne de l'urticaire ? Soyez sans crainte. Il existe une voie beaucoup plus simple.

Il n'est pas question de sortir sa calculatrice à chaque repas (comme ma mère dit : l'homme n'est pas né avec une calculatrice – il devrait donc pouvoir s'alimenter convenablement sans calculatrice). Voici aussi une règle du pouce qui provient du Dr Sears :

Les bons glucides devraient représenter à l'œil deux fois le volume de la portion de protides dans l'assiette et les moins bons glucides, une seule fois.

Si vous prenez un dessert, il faut ajuster en conséquence.

Voici maintenant la méthode néopaléolithique. Pour perdre du poids au début, restreignez-vous au premier groupe de glucides seulement, appliquez la règle visuelle pour les quantités (deux fois le volume de la viande) et mangez à votre faim. Attendez le nombre de semaines ou de mois nécessaires à l'atteinte de votre objectif (rappelez-vous que le miroir est meilleur juge que le pèse-personne). Réintroduisez ensuite progressivement des aliments du deuxième groupe et éventuellement même du troisième groupe (en prenant soin d'ajuster les quantités en conséquence). Si vous ré-engraissez, il faut alors revenir en arrière et reprendre la taille idéale. De façon itérative, vous en viendrez à déterminer quelle proportion de mauvais glucides votre organisme est prêt à tolérer. Cette proportion est variable d'un individu à l'autre et dépend de votre susceptibilité glycémique personnelle (SGP). Un quart de la population doit se restreindre au premier groupe tandis qu'un autre quart peut manger tous les glucides sans engraisser. La plupart des gens, soit la moitié de la population, doivent se limiter aux deux ou trois premiers groupes.

La cuisson des légumes

Le système digestif humain assimile difficilement les légumes crus. Certains sont même toxiques. Il s'agit à la fois d'un avantage et d'un inconvénient.

Les trempettes de légumes crus sont idéales comme hors d'œuvre. Comme mentionné précédemment, les premiers services d'un repas doivent avoir un index glycémique global bas, surtout si le repas s'annonce copieux. Par exemple, la carotte crue a un index glycémique de 25 alors que la carotte cuite de 90. De plus, la digestion des légumes crus est plus exigeante et brûle ainsi une partie des calories ingérées sans compter qu'une partie de ces calories passe tout droit faute de n'avoir pu être assimilée.

Si, par contre, le but recherché est de tirer pleinement profit des nutriments des légumes, alors la cuisson est de mise, mais pas n'importe comment.

La meilleure manière de cuire les légumes tant pour le goût que pour conserver les qualités nutritionnelles est à la vapeur. La marguerite est un ustensile pratique à cette fin. Il suffit de la poser au fond du chaudron, d'amener l'eau à égalité avec le fond de la marguerite (sans dépasser) et de couvrir le chaudron. Dans le cas des légumes verts, il faut laisser le couvercle légèrement ouvert pour éviter que les acides condensent et décolorent le légume.

Le test de la fourchette permet de vérifier la cuisson. La chair doit présenter une certaine résistance lorsqu'on la pique.

La méthode décrite plus haut convient bien aux légumes du premier groupe (brocoli, choux-fleur, asperge,…). Les fèves, les pois, et les pommes de terre sont toxiques à l'état cru. Il convient donc de les cuire adéquatement et même de les faire tremper longtemps avant la cuisson.

Les feuilles de la pomme de terre ainsi que son tubercule cru contiennent de la solanine alkaloïde ($C_{45}H_{73}NO_{15}$). Cette substance peut endommager le foie et le cœur et même entraîner la mort si ingérée en quantité suffisante. Il est donc primordial de bien faire cuire les pommes de terre et de les peler. La couleur verdâtre que prends parfois la pelure témoigne d'une présence accrue de solanine.

Les légumineuses incluant les fèves de soya contiennent des substances toxiques appelées *lectines*[28]. Il s'agit de pesticides naturels que ces plantes sécrètent pour se protéger contre les infections fungiques et bactériennes. Si ingérées, les lectines attaquent les organes vitaux du corps. Elles entraînent des œdèmes, des inflammations intenses, des lésions importantes, des hémorragies internes et une mort assurée en quantité suffisante.

Comment rehausser la saveur des légumes ? Ajouter un filet d'huile d'olive, d'huile de noisette, ou même une noix de beurre, puis salez et poivrez. Vous pouvez également les gratiner au four ou encore simplement ajouter une mince tranche de fromage à la dernière minute de cuisson à la vapeur – celle-ci enveloppera automatiquement le légume en fondant. Bref, il existe bien des façons de rehausser le goût des légumes et vous ne devez pas avoir de remords de conscience à le faire. Il est préférable de manger plus de légumes avec du beurre que moins de légumes sans beurre.

INDEX DES GLUCIDES

Groupe 1 : **Excellents glucides** *(à consommer à satiété)* 	La plupart des légumes frais dont, l'artichaut, les asperges, l'aubergine, le brocoli, la carotte crue, les champignons, la châtaigne d'eau, le chou, le chou de Bruxelles, le chou-fleur, le céleri, le céleri-rave, le concombre, les endives, les épinards, le fenouil, les germes de luzerne et soya, les haricots, les poivrons, la laitue, le cresson, l'oignon, le poireau, le radis, le navet, les salsifis, le persil, la tomate, les pois mange-tout, les courges en général. La plupart des fruits dont l'ananas, les pommes, l'abricot, toutes les baies (groseille, framboise, fraise, bleuet, mûre, etc…), les cerises, les melons, les agrumes (orange, citron, pamplemousse, clémentine, etc…), le kiwi, la pêche, la nectarine, les poires, les prunes, les raisins. Le son de céréales.
Groupe 2 : **Bons glucides** *(à consommer avec modération)* 	La plupart des légumineuses (pois chiches, lentilles, fèves, haricots, pois cassés…) si bien cuites. Les betteraves, le maïs, le panais, la patate douce, l'avocat, le pruneau, la plupart des fruits exotiques (banane, mangue, papaye, goyave, dattes, figues…), les fruits en conserve, les légumes en conserve, les céréales entières, le pain de céréales entières, les pâtes entières, les farines entières, le riz entier, les pâtisseries de farine entière, et le vin consommé en mangeant. Les jus de fruits intégraux (non faits de concentrés, avec pulpe et sans sucre ajouté). Le chocolat noir (>70 % cacao). Le fructose.
Groupe 3 : **Mauvais glucides** *(à éviter)* 	La bière, les spiritueux, le vin consommé hors des repas, la fécule de maïs, le maïs soufflé, les pommes de terre, les carottes cuites, les pâtes blanches, le pain blanc, le riz blanc, les céréales non modifiées, le couscous, la farine blanche, les pâtisseries de farine blanche à base de beurre, les frites belges, la mélasse, le miel, le sirop d'érable, la tire d'érable, la crème glacée traditionnelle, le sucre de table (saccharose). Les jus de fruits non intégraux. Le chocolat brun européen. Les fruits déshydratés.
Groupe 4 : **Pires glucides** *(à bannir)* 	Les chips, les frites à base de purée de pomme de terre (genre fast food), les crottes de fromages, les croustilles, les bretzels, les beignes commerciaux, les céréales raffinées ou modifiées, les boissons gazeuses (en particulier les colas), les friandises américaines au chocolat, les pâtisseries et gâteaux à base de farine raffinée et shortening, le pain blanc enrichi, la crème glacée légère. Le glucose, dextrose, maltose.

TABLEAU 6

5

Les lipides

La phobie du gras

D'entrée de jeu, je tiens à défaire un préjugé tenace à l'égard des gras :

Contrairement à la croyance populaire, le gras corporel ne provient pas du gras ingéré ; la consommation de bons gras est même nécessaire pour maigrir.

Les diètes populaires hypocaloriques basées sur les glucides ne font pas maigrir. Par contre, une diète hypocalorique tirant 90 % de ses calories de lipides fera maigrir de façon draconienne. Toutefois, je ne recommande pas une telle diète à cause du stress que cause tout déséquilibre alimentaire sur l'organisme.

L'industrie porcine connaît cette réalité depuis longtemps. C'est pourquoi les porcs sont nourris exclusivement au grain. Une telle alimentation exempte de lipide s'est avérée la formule idéale pour faire engraisser le bétail rapidement et ainsi diminuer les coûts de production. Or, l'estomac du porc est celui qui ressemble le plus à celui de l'homme.

Nous connaissons maintenant l'importance des hormones dans la régulation de tous les processus métaboliques du corps humain. Or les acides gras sont les matériaux de construction de ces hormones. Certains acides gras, dits *essentiels,* ne peuvent être synthétisés par l'organisme et doivent par conséquent être obtenus via l'alimentation. L'organisme synthétise alors les autres acides gras à partir de ces acides gras essentiels.

La consommation de gras est également essentielle pour absorber et métaboliser certaines vitamines et antioxydants liposolubles.

Une déficience en lipides peut donc avoir des conséquences désastreuses pour la santé, en particulier la santé mentale. Comme nous le verrons bientôt :

Une carence en gras alimentaire est responsable de plusieurs maladies et même plusieurs maladies mentales, incluant la dépression chronique.

Toutefois, tous les lipides ne sont pas égaux. Le tableau 7 différencie six groupes distincts. Il y a deux groupes de lipides qui sont solides à la température de la pièce soit les *gras saturés* et *polyinsaturés « trans »*. Les autres (*mono* et *polyinsaturés*) sont liquides.

Les gras saturés

Ces acides gras ont longtemps été pointés du doigt comme responsables d'à peu près tous les maux. Toutefois, les dernières recherches scientifiques suggèrent maintenant de nuancer ces accusations.

Les gras saturés proviennent des produits laitiers, des huiles tropicales et de la viande (rouge surtout). Contrairement aux gras insaturés, ils sont solides à la température de la pièce. Ils sont également plus stables que ces derniers.

La consommation de gras saturés a longtemps été associée aux maladies du cœur. Les avis sont désormais partagés depuis que des études ont révélé que la composition des gras s'accumulant à l'intérieur des artères et causant l'athérosclérose sont constitués à 75 % de gras insaturés et 25 % de gras saturés. De plus, les régimes à basse teneur en gras saturés introduits dans les années 80 ont échoué lamentablement à faire baisser l'incidence des crises cardiaques. Des scientifiques suggèrent maintenant que c'est la combinaison des gras saturés et des glucides à index glycémique élevé qui est dangereuse et non les gras saturés eux-mêmes[29]. De plus, la combinaison de gras monoinsaturés et de gras polyinsaturés *omega-3* avec les gras saturés, efface à toutes fins pratiques les effets négatifs de ces derniers. Finalement, les gras saturés font augmenter le bon cholestérol (HDL) plus que tout autre gras[30].

La plupart des experts en nutrition recommandent de ne pas dépasser 25 % des lipides totaux sous forme de gras saturés sauf Atkins. Compte tenu du rôle primordial que jouent les gras saturés dans l'organisme, je considère ces recommandations trop sévères.

Néanmoins la prévention est de mise car les dérapages sont faciles et fréquents. En effet, les meilleurs mets contiennent souvent des gras saturés. C'est le cas de la crème, des fromages et des pâtisseries au beurre. Pour éviter de se priver de ces bonnes choses de la vie, aussi bien réduire ailleurs sa consommation de gras saturés.

Concrètement, il faut substituer le beurre par une huile végétale monoinsaturée à chaque fois que c'est possible. Par exemple, pour faire sauter des légumes ou des champignons, l'huile de canola ou l'huile d'olive conviennent parfaitement. D'ailleurs les huiles offrent un éventail de saveurs différentes alors que le beurre goûte toujours essentiellement la même chose. Par exemple, il existe différentes appellations contrôlées d'huiles d'olive tout comme pour le vin. Les dégustations d'huiles d'olive sont de plus en plus à la mode. Ce sont des raisons additionnelles pour passer du beurre à l'huile d'olive.

CLASSIFICATION DES LIPIDES

Saturés			☹	Huile de coco (91 %), beurre (68 %), huile de palme (51 %), gras du bœuf (48 %), lard (43 %), crème, lait, fromages, jaunes d'œuf, bœuf nourri au grain[31]
Mono-insaturés (omega-9) AO			☺	Huiles d'olive (75 %), canola (61 %), suif de bœuf (49 %), huile d'arachide (48 %), lard (47 %), huile de sésame (44 %), avocat, amande, noisette, noix d'acajou, graisses d'oie et de canard, foie gras
Polyinsaturés	**« trans »**		☠	Huile végétale hydrogénée, shortening d'huile végétale, huile végétale modifiée, margarine
	« cis »	**oméga-6 AL**	😐	Huiles de carthame (75 %), de tournesol (71 %), de maïs (57 %), de soya (54 %), de coton (54 %), de sésame (43 %), de pépins de raisin
		ALA	😐	Graines et huile de lin, certaines noix
		oméga-3 **AEP et ADH**	☺	Poisson gras de mer : saumon, thon, sardine, anchois, maquereau, espadon, hareng, morue, huile de phoque. Gibier sauvage. Bétail nourri à l'herbe.

TABLEAU 7

En cuisinant à l'huile monoinsaturée et en se débarrassant d'habitudes comme tartiner son pain de beurre, on peut se permettre sans remords de conscience de manger des fromages fins qui sont non seulement une excellente source de protéines, de calcium et de magnésium, mais surtout une excellente source de plaisirs. D'ailleurs leur haute teneur en calcium et magnésium réduit l'absorption des gras saturés par l'organisme[32].

Cependant, il faut éviter de combiner le fromage avec du pain surtout du pain blanc comme la baguette française. L'index glycémique élevé du pain blanc entraîne un excès d'insuline dans le sang qui à son tour bloque la capacité naturelle de l'organisme à évacuer les calories excédentaires. C'est d'autant plus important si vous faites une orgie de fromages.

Si vous ne pouvez vous faire à l'idée de manger vos fromages à la fourchette, en particulier les triple-crèmes coulant, alors minimisez au moins les dégâts en optant pour un pain intégral. Il existe d'ailleurs sur le marché plusieurs variétés de pains de levain aux noix qui composent un bel accord gustatif avec les fromages. Pensez alors aussi à modérer votre consommation de fromages.

On recommande souvent de substituer le bœuf par le poulet ou mieux encore par la dinde parce que ces viandes blanches contiennent moins de gras saturés. Comme la domestication des poulets remonte à 3 200 ans avant J.-C. et la consommation de la dinde à 200 ans avant J.-C., je refuse de croire que l'homme n'est pas conçu pour manger de la viande rouge. Toutefois, on devrait manger autant de poisson gras de mer que de bœuf au cours de la semaine. Le gras omega-3 annule les inconvénients de la viande rouge (voir chapitre 6).

Ne faites pas la gaffe de substituer la crème 35 % par de la crème 15 % dans vos recettes dans le but de réduire l'apport en gras saturés.

Les sauces à base de crème 15 % goûtent le lait et vous raterez vos recettes en général. D'un point de vue gastronomique, rien ne remplace la crème à fouetter. Au pis aller, réduisez la quantité absolue de crème.

En général, si vous évitez les mauvais glucides, coupez le beurre et variez vos sources de protides, vous pourrez même vous permettre de cuisiner à la crème. Après tout, cuisiner sans crème, c'est comme écouter de la musique sur un poste AM.

Il m'arrive souvent de passer plus d'un litre de crème 35 % au cours d'un repas pour quatre. Pourtant mon ratio de cholestérol (TC/HDL) n'est que de 3,9 ! Vous voyez donc qu'il y a moyen de bien manger tout en prenant soin de sa santé.

Les gras « trans »

Ces acides gras sont les moins connus de la population et pourtant ils constituent son ennemi numéro 1. Les gras trans se retrouvent en quantités infimes dans la nature. Par contre, l'industrie en synthétise des quantités telles qu'il s'agit souvent du principal gras consommé.

Tous les gras insaturés sont liquides à l'état naturel. C'est pourquoi, originalement toutes les pâtisseries, tartes et la plupart des gâteaux étaient faits exclusivement au beurre. Les meilleurs desserts le sont toujours.

D'un point de vue industriel, le beurre présente plusieurs incon-vénients. Notamment, il coûte cher et fond à basse température. Les compagnies agroalimentaires ont donc inventé un procédé pour produire un substitut au beurre qui partage sa texture et qui en plus se conserve plus longtemps. Il s'agit des gras « trans » qui sont fabriqués en hydrogénant la molécule d'huile végétale. Les gras trans constituent la plupart des desserts industriels ainsi que la margarine. Ils portent les noms d'huile végétale hydrogénée, d'huile végétale partiellement hydrogénée ou encore de shortening d'huile végétale pour mieux confondre le consommateur. Les gras trans se conservent plus longtemps que tous les autres gras. C'est pourquoi les Pogos[tm] destinés à l'armée américaine peuvent durer jusqu'à 10 ans sur les tablettes !

Si la structure chimique des gras trans est similaire à celle des gras saturés, son effet sur l'organisme est bien différent. Les molécules de gras saturés et insaturés ont chacune leur place spécifique dans la membrane cellulaire. Or la molécule de gras trans est un gras insaturé déguisé en gras saturé ce qui berne le mécanisme naturel d'aiguillage des gras et entraîne des conséquences désastreuses sur la santé. Avec les glucides à index glycémique élevé, il s'agit du plus grand crime du monde alimentaire moderne. En fait, une personne à toutes les quinze minutes meurt aux États-Unis à la suite d'une maladie cardiaque causée par l'ingestion régulière de gras trans[33].

L'un des effets pernicieux des gras trans est d'inhiber l'hormone paracrine PGE1[34] avec les conséquences que vous connaissez maintenant : une plus grande susceptibilité aux allergies, à l'arthrite, à l'asthme, aux ulcères d'estomac, aux troubles du sommeil, aux maladies cardiaques, à la haute pression, aux problèmes de glande thyroïde, à la dépression, à l'hyperactivité chez les enfants, au syndrome prémenstruel chez la femme et même à l'impuissance chez l'homme.

Les gras trans élèvent le mauvais cholestérol (LDL) et abaissent le bon (HDL) ce qui s'avère souvent fatal pour les gens à risque de maladies cardiaques. Une étude à long terme de l'Université de Harvard portant sur 85 000 femmes a démontré une nette corrélation entre la consommation de gras trans et l'incidence des cardiopathies[35].

Alors que la plupart des campagnes de prévention focalisent inutilement depuis vingt ans sur la réduction des gras saturés, les compagnies agroalimentaires continuent à produire impunément le véritable coupable : le gras trans.

La supercherie et l'hypocrisie des compagnies agroalimentaires atteignent leur comble quand elles apposent sur les emballages de margarine la mention « sans cholestérol ». Elles sont à l'abri des poursuites judiciaires puisque effectivement il n'y a pas de cholestérol proprement dit dans la margarine. Néanmoins la consommation du gras trans contenu dans la margarine fait augmenter dramatiquement le taux de cholestérol dans le sang. De fait, selon une étude menée aux Pays-Bas[36], la consommation journalière de margarine pendant un seul mois suffit à réduire la flexibilité des artères de 33 % !

Paradoxalement la margarine a un impact beaucoup plus grave sur la cholestérolémie que le beurre qui pourtant contient du cholestérol.

Plusieurs études sur l'impact catastrophique des gras trans sur la santé ont été menées à travers le monde. Le docteur Mary G. Enig, Ph.D de l'Université du Maryland a notamment établi que les gras trans augmentaient significativement l'incidence du cancer en altérant le fonctionnement de certaines enzymes responsables de neutraliser les substances cancérigènes dans l'organisme, diminuaient la réponse des globules rouges à l'insuline (une mauvaise nouvelle pour les diabétique), affaiblissaient le système immunitaire (en diminuant l'efficacité des cellules B tout en favorisant la prolifération des cellules T) et diminuaient la qualité du lait chez les femmes qui allaitent.

Pour couronner le tout, il existe une corrélation directe entre l'obésité et la consommation de gras trans.

Je pourrais continuer ainsi pendant plusieurs pages, mais vous devriez avoir compris le message à ce stade-ci.

*L'huile végétale partiellement hydrogénée
est un poison mortel.*

Ce n'est qu'une question de temps avant que les gras trans soient bannis de l'alimentation. D'ailleurs certains pays comme le Danemark ont déjà commencé. N'en soyez pas les dernières victimes. Il est aberrant qu'il se dépense à la fois tant d'argent pour sauver des gens qui font une crise cardiaque et, à la fois, si peu pour prévenir la consommation d'aliments qui en sont la cause directe.

Vous êtes toujours sceptique ? Comment expliquez alors que la compagnie Kraft ait retiré les gras trans de ses biscuits Oreo ? Que la chaîne Mc Donald ait décidé en septembre 2002 d'abaisser de 50 % la teneur en gras trans de ses huiles de friture et ce, au risque d'altérer le célèbre goût de ses frites ? Que depuis le 11 juillet 2003, la FDA américaine exige désormais d'indiquer sur l'étiquette de tous mets produits industriellement la quantité de gras trans en grammes ? Qu'en mars 2004, Frito-Lay, une filiale de PepsiCo, annonçait la réduction des gras trans dans toutes ses croustilles ? En fait, les géants de la malbouffe commencent à craindre des poursuites judiciaires comme celles intentées contre les compagnies de tabac. Ce n'est qu'une question de temps. Cependant, vous n'avez pas à attendre que les gras trans soient retirés du marché avant d'en cesser la consommation.

Comment éviter les gras trans ? Lisez les étiquettes. Vous serez surpris de constater l'omniprésence de l'huile végétale hydrogénée et du shortening d'huile végétale (synonyme). Tentez malgré tout d'éviter les produits qui en contiennent. Coupez systématiquement la margarine. Optez pour un beurre d'arachide naturel. Celui-ci a l'inconvénient de se séparer de son huile, mais il est bien plus savoureux. Pour régler ce problème, gardez-le au frigo.

IMPACT DES GRAS TRANS SUR L'ÉQUILIBRE HORMONAL

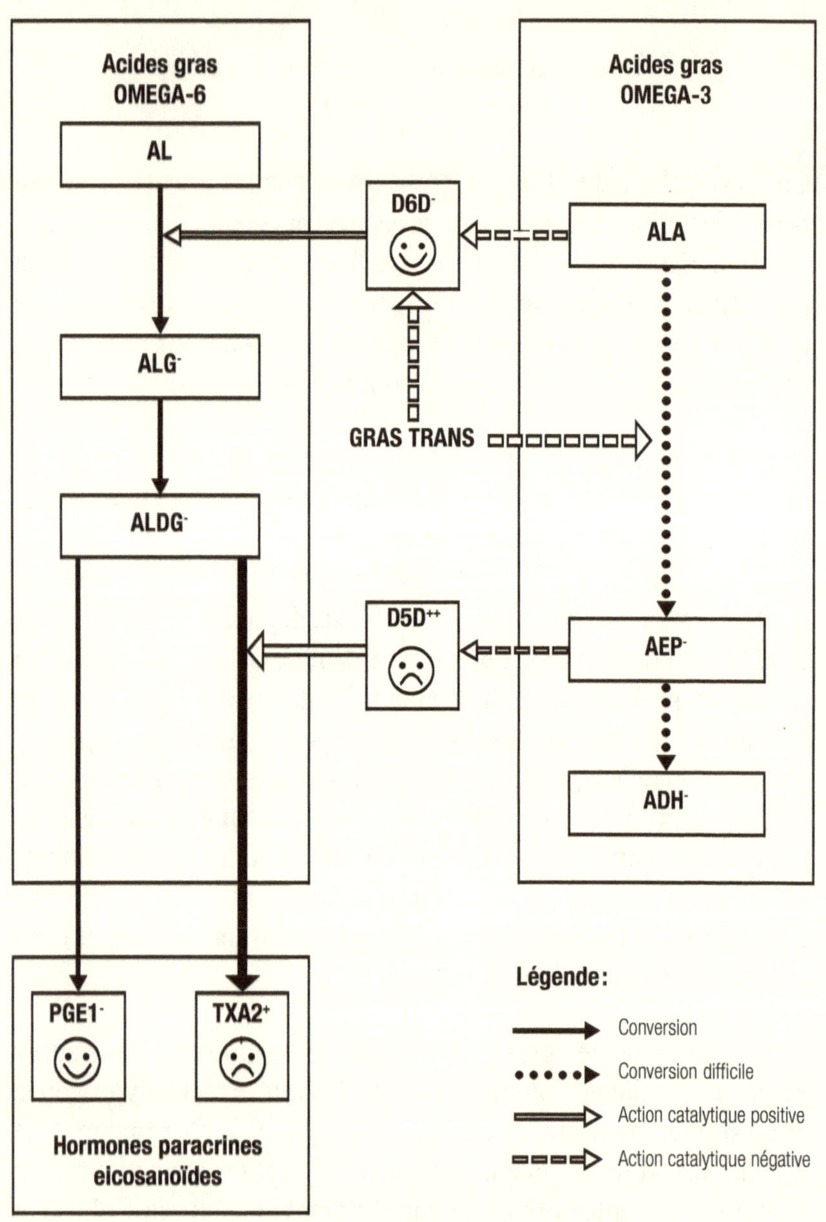

FIGURE 5

Optez pour des délicieuses pâtisseries à base de beurre. C'est le jour et la nuit avec les pâtisseries américaines. Celles-ci (dont les beignes, tartes et muffins) à base de gras trans ont belle apparence mais roulent dans la bouche. Hélas, même les bonnes pâtisseries ont en général un index glycémique élevé, mais tant qu'à tricher aussi bien minimiser les dégâts. Rappelez-vous aussi de ne pas les manger à jeun, mais à la fin du repas.

Évitez les fritures comme le poulet frit, les rondelles d'oignon frites ou les « fish n' chip » sauf si l'huile d'olive légère ou de canola est utilisée, ce qui est rarement le cas. Essayez d'ailleurs les frites à l'huile d'olive. Elles sont délicieuses et ne contiennent que très peu de gras saturés. De plus, le fort index glycémique des pommes de terre est réduit par la consommation simultanée de l'huile d'olive ou d'huile de canola.

Bannissez les frites industrielles (qu'on retrouve dans les grandes chaînes de *fast food*), les chips et autres croustilles. Ils contiennent à la fois des gras trans et à la fois des glucides à index glycémique élevé. C'est la combinaison fatidique. Malheureusement ces aliments économiques sont particulièrement populaires chez les plus démunis de la population, ce qui explique en partie leur piètre état de santé.

En résumé, si vous ne retenez qu'une seule chose de tout le chapitre, bannissez les aliments à base de gras trans. Non seulement ils sont infects au goût mais, en plus, ils mènent tout droit au cercueil.

Les gras monoinsaturés

Il existe autant de raisons pour ne pas consommer des gras trans que de raisons pour consommer des gras monoinsaturés.

Les gras monoinsaturés doivent compter pour 35 % à 60 % de la consommation totale de gras.

La championne de cette catégorie est l'huile d'olive. Or l'huile d'olive constitue l'élément central d'une saine alimentation à cause de ses vertus nutritives mais aussi de son effet rassasiant. C'est la clef du fameux régime méditerranéen.

L'huile d'olive contient de la *cholécystokinine*. Cette substance agit rapidement sur le système nerveux en envoyant le signal que vous n'avez plus faim. C'est pourquoi, même à calories égales, l'huile d'olive est préférable aux autres huiles dans le cadre d'un régime amaigrissant.

Néanmoins, les vertus de l'huile d'olive ne s'arrêtent pas à son goût inégalé ou ses propriétés amaigrissantes. Contrairement aux autres huiles végétales, l'huile d'olive contient de l'*acide oléique* ou *acide gras omega-9* dont les propriétés sur la santé sont les suivantes :

- elle contient des polyphénols et de la vitamine E, de puissants antioxydants qui réduisent l'incidence du cancer, notamment du cancer du sein, du colon et de la prostate ;

- elle réduit le mauvais cholestérol (LDL) tout en réduisant son oxydation et augmente le bon cholestérol (HDL) : elle prévient donc l'athérosclérose et les maladies du cœur ;

- elle fait diminuer la pression artérielle ;

- elle prévient le diabète de type 2[37] ;

- elle fait baisser les triglycérides ;

- elle prévient l'accumulation de gras autour de l'abdomen (l'obésité androïde) ;

- elle favorise et maintient une bonne densité osseuse des vertèbres ;

- elle augmente l'espérance de vie en général.L'huile d'olive est à 75% mono-insaturée ce qui la rend beaucoup plus stable que les autres huiles végétales qui sont généralement polyinsaturées. C'est pourquoi elle est tout indiquée pour la cuisson et la friture (jusqu'à 180°C). L'huile d'arachide est moins recommandable parce que moins monoinsaturée (48%), mais elle est moins dispendieuse.

L'huile d'olive accompagne à merveille le poisson et non pas seulement pour des raisons gastronomiques. En effet, elle prévient l'oxydation des acides gras omega-3 contenus dans certains poissons gras de mer. Ce phénomène néfaste pour la santé est le seul aspect négatif des omega-3. L'huile d'olive procure la même protection contre les acides gras omega-6 contenus dans les huiles végétales polyinsaturées.

Les huiles d'olives sont obtenues simplement par le pressage mécanique des olives et aucun solvant n'intervient contrairement à plusieurs autres huiles végétales. Les huiles extra-vierges sont les meilleures (teneur de 80% en acide oléique). Viennent ensuite les huiles vierges (teneur de 50% en acide oléique). L'expression "Première pression à froid" ne veut plus rien dire. Les huiles d'olive peuvent être conservées pendant deux ans à l'abri de la lumière et à des températures n'excédant pas 15°C. Elles peuvent être réfrigérées, mais elles figeront alors.

L'huile de canola se classe également parmi les monoinsaturées (61%). Sa fiche technique est excellente car elle est plus basse en gras saturés (7% comparé à 15% pour l'huile d'olive). Toutefois, j'ai des réserves pas rapport à sa consommation puisqu'elle est un nouveau produit (introduction commerciale dans les années 80) issu de croisements génétiques du colza.

Comme nous l'avons vu précédemment, l'introduction de plusieurs nouveaux produits dans l'alimentation des mammifères comme par exemple les farines raffinées ou les gras trans s'est révélée une catastrophe. Pourtant ces nouveaux aliments présentaient également des caractéristiques techniques intéressantes au départ.

L'huile de canola n'est donc pas mon premier choix d'autant plus qu'elle est insipide. Néanmoins, il s'agit d'une alternative intéressante à l'huile d'olive dans le cadre d'un budget restreint. C'est aussi un excellent substitut aux huiles utilisées pour les aliments produits industriellement.

Les gras polyinsaturés omega-6

Dans l'esprit de plusieurs, huiles végétales riment avec santé. Hélas, les récentes études scientifiques ternissent leur blason autrefois si doré.

La plupart des huiles végétales contiennent de l'acide linoléique (AL) qui est un acide gras omega-6 comme nous l'avons vu au chapitre 3. Cet acide gras est dit essentiel parce qu'il ne peut être synthétisé par l'organisme et il doit donc se retrouver dans l'alimentation. À partir de l'acide linoléique, l'organisme produit plusieurs autres acides gras omega-6 et hormones vitales.

Le fait qu'une substance soit essentielle n'implique pas qu'elle puisse être consommée sans réserve. Par exemple, plusieurs vitamines deviennent toxiques si consommées abusivement. Les omega-6 ne font pas exception.

Devant l'ampleur des maladies cardiaques en Amérique du Nord à la fin du siècle dernier, les spécialistes de la santé ont exhorté la population à diminuer sa consommation de gras saturés. Les omega-6 ont principalement récupéré la perte de marché de ces gras. Un nouveau problème est alors apparu.

IMPACT DU DÉSÉQUILIBRE OMEGA-6/ OMEGA-3 SUR L'ÉQUILIBRE HORMONAL

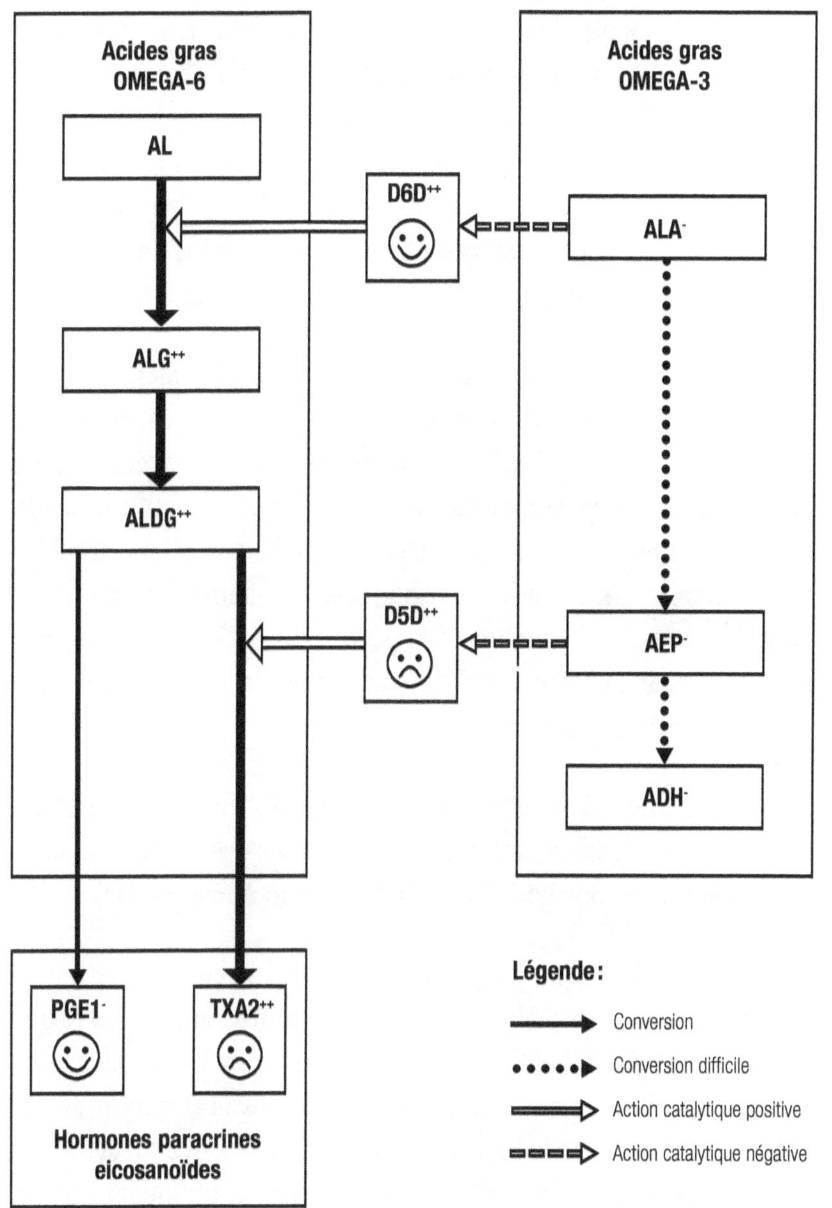

FIGURE 6

Historiquement l'homme consommait autant de gras omega-6 que de gras omega-3, ce qui faisait un ratio de 1 : 1. On recommande d'ailleurs de ne pas dépasser un ratio de 3 : 1. Plus le ratio omega-6/omega-3 est élevé, plus grandes sont les chances de mourir d'une maladie cardiovasculaire. Un ratio trop élevé a également une incidence négative sur l'arthrite. Malheureusement, l'alimentation de l'Américain moyen atteint maintenant un ratio de 20 : 1 et parfois même 50 : 1[38]. Encore une fois, on s'est tiré une balle dans le pied. En voulant régler un problème, nous l'avons empiré.

Les effets néfastes d'un mauvais ratio omega-6/omega-3 ne se limitent pas aux maladies cardiovasculaires. Ils détériorent également l'équilibre entre la TXA2 et la PGE1[39]. Vous en connaissez maintenant les conséquences : une plus grande susceptibilité aux allergies, à l'arthrite, à l'asthme, aux ulcères d'estomac, aux troubles du sommeil, aux maladies cardiaques, à la haute pression, aux problèmes de glande thyroïde, à la dépression, à l'hyperactivité chez les enfants, au syndrome prémenstruel chez la femme et même à l'impuissance chez l'homme.

Finalement un ratio omega-6/omega-3 trop élevé entraîne des répercussions négatives sur la santé mentale similaires à celles découlant d'une carence en omega-3 (voir détails à la prochaine section).

Les nutritionnistes ont longtemps encouragé la consommation de gras polyinsaturés au détriment des gras saturés, sous prétexte que les premiers diminuaient le mauvais cholestérol LDL alors que les derniers l'augmentaient. Le hic est que les gras polyinsaturés diminuent également le bon cholestérol. On a découvert récemment que le mauvais cholestérol n'a pas vraiment d'incidence sur les maladies cardiaques. C'est le ratio entre le cholestérol total sur le bon cholestérol qui compte[40]. Or, chez certains patients la diminution simultanée des deux cholestérols a détérioré encore davantage ce ratio et avancé leur date de décès. Hélas, la médecine n'est pas une science infaillible.

La consommation des huiles omega-6
ne doit pas dépasser trois fois celle des huiles omega-3.

Les gras polyinsaturés sont instables et s'oxydent facilement. Leur consommation excessive est cancérigène. Aussi faut-il conserver ces huiles végétales à l'abri de la chaleur et de la lumière et tout au plus pendant 6 mois.

Les huiles polyinsaturées ne doivent jamais servir
pour la cuisson, encore moins la friture.

Comment améliorer son ratio oméga-6/omega-3 ? En agissant simultanément sur le numérateur et le dénominateur du ratio, c'est-à-dire en consommant plus de poisson de mer (voir prochaine section), en évitant de manger de la viande d'animal nourri au grain (voir chapitre 6) et en coupant les huiles végétales omega-6 (voir tableau de lipides).

Vous n'avez peut-être jamais assaisonné votre salade à l'huile de carthame ou de maïs. Cependant, lisez les ingrédients des mets industriels que vous consommez régulièrement dont les vinaigrettes commerciales. Vous serez surpris d'y constater l'omniprésence de ces huiles. La raison est simplement qu'elles ne sont pas dispendieuses.

Si vous continuez à consommer des mets préparés industriellement, alors choisissez au moins ceux à base d'huile de canola. L'industrie agroalimentaire substitue progressivement les huiles végétales traditionnelles avec cette huile, ce qui a déjà contribué à réduire le ratio omega-6/omega-3 global aux États-Unis.

Comme plusieurs légumes contiennent de l'acide linoléique, il n'y pas lieu de craindre une carence en omega-6.

Les gras polyinsaturés omega-3

Personne n'ignore qu'une mauvaise alimentation détériore la santé physique. Toutefois, peu de gens réalisent à quel point une mauvaise alimentation détériore également la santé mentale.

La science moderne a longtemps ignoré le rôle des acides gras omega-3. Or nous savons aujourd'hui que leur carence est à la source de plusieurs maladies mentales et troubles de comportement. En particulier, le manque d'énergie, la dépression, l'agressivité et même la criminalité s'expliqueraient souvent par une alimentation pauvre en poissons et fruits de mers. Ainsi notre personnalité, notre bonne humeur, notre bonheur et même notre intelligence ne proviendraient pas seulement de notre âme mais aussi de facteurs purement biochimiques. Cette nouvelle perspective est plutôt troublante. Peut-être était-ce le message de ce célèbre proverbe qui nous provient de l'antiquité :

« Mens sana in corpore sano »

Une partie grandissante de la population connaît l'existence des acides gras omega-3 et recherche sa consommation. Toutefois, on a longtemps cru à tort que seul l'acide linoléique alpha (ALA) était essentiel parce que l'organisme pouvait synthétiser les deux autres acides gras omega-3, l'acide eicosapentanoique (AEP) et l'acide docosahexaenoique (ADH) à partir de celui-ci (voir tableau 4)[41]. C'est pourquoi tout bon régime végétarien recommande la con-sommation d'huile de lin (et/ou de noix) comme supplément alimentaire pour combler ses carences naturelles en acides gras essentiels omega-3.

Non seulement l'organisme réussit-il de peine à convertir l'ALA en AEP[42], mais en plus une trop grande consommation d'ALA inhibe même ce processus de conversion. De plus, une trop grande consommation d'ALA inhibe l'action de l'enzyme D6D essentielle à la conversion de l'AL en ALG. Cette nouvelle est catastrophique pour les végétariens. Le gros bon sens suggérait déjà que le végétarisme n'était pas naturel chez l'homme, mais la science ne pouvait expliquer pourquoi. Maintenant l'équation est claire.

La seule manière d'éviter une carence en acides gras omega-3 de types AEP et ADH est de consommer du poisson, préférablement du poisson gras de mer[43] et ce, chaque semaine.

Par contre, une consommation excessive d'aliments riches en acides gras omega-3 de type ALA comme l'huile de lin et certaines noix inhibe la synthèse de plusieurs hormones vitales.

Un excès d'ALA réduit la quantité totale d'ADLG disponibles et une déficience en AEP laisse libre cours à l'enzyme D5D qui alors convertit ces ALDG disponibles en hormones eicosanoïdes pro-inflammatoires (comme la TXA2) avec toutes les conséquences que vous connaissez maintenant. En consommant des suppléments d'huile de lin, les végétariens aggravent leur situation. En nutrition, l'enfer est pavé de bonnes intentions !

Cette découverte me fait penser au cholestérol. Au départ, on pensait que tout le cholestérol était nuisible. Puis on a découvert qu'il y avait du bon et du mauvais cholestérol. Par analogie, l'ALA serait le mauvais omega-3 tandis que les AEP et ADH seraient les bons omega-3.

Tous les acides gras omega-3 ne s'équivalent pas.

Hélas une carence en AEP ne se limite pas aux dégâts hormonaux décrits plus tôt. Les AEP et ADH sont les matériaux de construction avec lesquels l'organisme bâtit les neurones[44]. Leur déficience entraîne donc toutes sortes de désordres psychiatriques dont on ignorait autrefois la cause[45].

Une carence prénatale ou post-natale nuit au développement de l'acuité visuelle et des aptitudes cognitives et pourrait même entraîner des problèmes de comportement, voire des maladies psychiatriques[46]. La consommation de poisson est donc primordiale durant la grossesse et l'allaitement[47]. Elle prévient notamment l'accouchement prématuré[48]. Elle pourrait même éviter la dépression post-partum[49]. Les mères végétariennes mettent en danger la santé de leur enfant[50].

Une carence pendant l'enfance et l'adolescence pourrait expliquer plusieurs cas de dyslexie[51], d'autisme[52], d'hyperactivité[53], de problèmes de mémoire[54], de langage[55], d'apprentissage[56], et de comportement[57]. De façon générale, les enfants dont l'alimentation est déficiente en ADH développent un cerveau plus petit[58] et un quotient intellectuel inférieur[59].

Avis aux gens d'affaires, politiciens et courtiers : l'ADH protège contre le stress. En revanche, sa déficience en période de stress expliquerait le comportement criminel[60].

Plusieurs études modernes suggèrent que l'ADH a un impact direct sur la santé mentale[61]. Une déficience induirait des troubles du sommeil, de l'agressivité, de la nervosité, de l'anxiété, la dépression, la schizophrénie, les phobies, la maladie d'Alzheimer, les pertes de mémoire, la démence, l'alcoolisme, la dépendance aux drogues et même le suicide. Des études vont même jusqu'à prétendre que plusieurs diètes hypolipidiques pour abaisser le cholestérol ont entraîné le suicide des patients[62].

D'autres études ont également établi une forte corrélation entre la consommation de poissons et fruits de mer et la réduction de mortalité suite à un infarctus du myocarde[63]. De plus, les bons omega-3 réduisent le taux de triglycérides dans le sang, les risques de thromboses et prévient l'arythmie cardiaque[64]. Ils réduisent aussi le très mauvais cholestérol (VLDL)[65] qui est un grand responsable de l'athérosclérose. Par contre, ils n'ont aucun effet sur les LDL ou HDL.

En général, plus le poisson est gras, plus élevée est sa teneur en acides gras omega-3. Vous pouvez donc manger la peau du saumon sans remord de conscience surtout si vous avez abusé du bœuf la veille. Les gras du saumon viendront alors se substituer aux gras saturés dans votre organisme.

Comme la perfection n'est pas de ce monde, la consommation excessive d'acides gras omega-3 est également cancérigène. Ces acides gras sont encore plus instables que les omega-6. C'est ce qui explique d'ailleurs pourquoi le poisson s'avarie si rapidement. Aussi un excès peut oxyder le LDL, ce qui augmente les risques d'athérosclérose. Comme toujours, tout est question d'équilibre.

Il est donc recommandé de ne pas consommer plus de 10 % de ses calories totales sous forme d'acides gras omega-3 au cours d'une même journée. De plus, il est conseillé d'accompagner le poisson ou les fruits de mer d'un antioxydant comme la vitamine E. Donc, pour joindre l'utile à l'agréable, j'arrose mon poisson grillé d'un jet d'huile d'olive et d'un jet de citron. La délicatesse des saveurs du poisson est alors rehaussée. En plus, je neutralise les effets secondaires. Cette habitude est typiquement méditerranéenne. La gastronomie a souvent ses raisons que la raison ne connaît pas.

6

Les protides

Les matériaux de la vie

Les protéines sont littéralement les matériaux avec lesquels sont construits les tissus des êtres vivants. Il existe une multitude de protéines, chacune ayant ses caractéristiques et fonctions propres. Par exemple, la protéine de collagène constitue la peau, la protéine de kératine constitue les ongles, les protéines d'actine et myosine constituent les muscles, etc…

L'organisme comprend des milliers de protéines différentes. Par contre, chacune de ces protéines est constituée d'une combinaison unique de vingt-deux acides aminés dont seulement neuf sont dits *essentiels* parce qu'ils ne peuvent être synthétisés par l'organisme. Il s'agit de la leucine, lysine, méthionine, tryptophane, valine, thréonine, phénylamine et histidine[66]. Certaines molécules de protéines sont gigantesques et peuvent comprendre plusieurs centaines de milliers d'atomes de carbone. L'ADN qui définit notre identité génétique en est un exemple notoire. En revanche, les molécules d'acides aminés sont toujours relativement simples : elles comprennent de deux à vingt atomes de carbone.

Les protéines ingérées correspondent rarement aux besoins exacts de l'organisme (à moins d'être cannibale !). C'est pourquoi le processus de la digestion scinde les protéines ingérées en acides aminés pour qu'ils puissent être disponibles à l'organisme.

Permettez-moi une comparaison d'ingénieur. Les protéines ingérées sont comme des automobiles volées. Le système digestif agit comme un receleur en démontant les automobiles en pièces détachées (les acides aminés) et en vendant ces dernières au reste de l'organisme. Celui-ci répare alors ses automobiles (les protéines des tissus) à partir de ces pièces détachées.

Le seul intérêt à manger des protéines réside donc dans les acides aminés qu'elles contiennent. Ces derniers constituent les véritables matériaux dont l'organisme a besoin pour se développer, puis se maintenir. Le corps humain réussit à synthétiser les treize acides aminés non essentiels à partir des neuf acides aminés essentiels. Ainsi la carence d'un seul acide aminé essentiel entraîne aussi la carence de plusieurs acides aminés non essentiels et peut même être fatale. La consommation de protéines est donc primordiale. Heureusement toutes les viandes, œufs et produits laitiers en contiennent. Il suffit d'avoir une alimentation variée et équilibrée. Les gens à risque sont ceux qui bannissent volontairement des groupes alimentaires entiers comme par exemple les végétaliens. Même les végétariens doivent demeurer vigilants pour éviter des carences.

Nous avons vu que les glucides procurent peu d'énergie alors que les lipides en sont la principale source en plus de procurer des matériaux essentiels à l'édification et au maintien du système nerveux et hormonal.

Les protides constituent une mauvaise source d'énergie car leur digestion est énergivore. Cet inconvénient pour l'homme paléolithique devient un avantage pour l'homme moderne. À calories égales, les protides font moins engraisser en général que les glucides et toujours moins que les lipides.

Par contre, un excès massif de protéines sera converti en glucose et entraînera de l'hyperglycémie à l'instar des mauvais glucides. Comme les protides proviennent principalement de la viande[67] et sont de ce fait toujours accompagnés de lipides, cette situation est peu fréquente. Toutefois, elle peut se produire avec l'ingestion de protéines concentrées artificiellement, habitude populaire chez les adeptes du culturisme ou du végétarisme. Encore une fois, c'est l'homme (et l'industrie) qui vient perturber cet équilibre protide-lipide naturel.

D'un point de vue strictement nutritionnel, vous devriez manger tout juste la quantité de nourriture dont vous avez besoin. Si la copulation ne vise pas seulement la procréation, la gastronomie ne vise pas non plus seulement l'alimentation. On mange donc aussi pour le plaisir et il arrive souvent que l'appétit dépasse le besoin. Dans ces cas, pour minimiser les dommages pondéraux :

> ***Il vaut mieux ingérer les calories excédentaires
> sous forme de viande que de féculents.***

Ne vous méprenez pas. Un excès de lipides ou de protides n'est pas souhaitable pour la santé. J'affirme simplement que, tant qu'à verser dans l'excès, aussi bien le faire avec les protides et bons lipides. Donc, si votre faim dépasse vos besoins, choisissez vos aliments en conséquence.

La chaîne alimentaire

Les acides aminés constituent la frontière entre le vivant et le non-vivant. Leur apparition sur la terre correspond au début de la vie. Leur molécule a la particularité de contenir un atome d'azote[68] à l'avant-dernier atome de carbone.

L'air est constitué à 80 % d'azote. Ne serait-il pas plus simple pour les mammifères de fixer cet azote et bâtir leurs propres molécules d'acides aminées ? Ils pourraient alors se nourrir exclusivement de carbone et d'eau.

Hélas, cette habilité à fixer l'azote de l'air n'appartient qu'à des micro-organismes comme certaines bactéries et algues. Les plantes dépendent de ces microorganismes pour nourrir leurs racines en azote et synthétiser leurs protéines végétales.

Les animaux végétariens dépendent à leur tour des plantes pour se nourrir en certains acides aminés et produire leurs protéines animales.

Finalement les animaux carnivores dépendent des animaux végétariens pour se nourrir en certains autres acides aminés et produire leurs propres protéines.

En fin de compte, plus l'être vivant est évolué, plus son système nerveux est sophistiqué mais plus son système digestif est rudimentaire. La vache a quatre estomacs pour digérer la paille. L'homme fait piètre figure avec son estomac unique et peu performant. Contrairement aux animaux végétariens, le système digestif de l'homme arrive difficilement à digérer les végétaux crus. Il doit ainsi faire cuire la plupart de ses légumes pour en extraire les valeurs nutritives. Par contre, le système digestif de l'homme peut digérer la viande ou le poisson crus. D'ailleurs, il n'est pas le seul.

Contrairement à la croyance populaire, tous les animaux végétariens peuvent manger de la viande.

Toutefois les animaux carnivores ne peuvent se nourrir exclusivement de végétaux sans affecter gravement leur santé. Avant de vous lancer dans l'expérience du végétalisme, testez la formule au préalable avec votre chat. Vous observerez alors sa santé se dégrader assez rapidement. Ce sera un avant-goût de ce qui vous attend.

Comment savoir si un animal est carnivore ? Il suffit de le regarder droit dans les yeux. Tous les animaux végétariens ont les yeux placés de part de d'autre de la tête. Par conséquent, on ne peut jamais les regarder droit dans les yeux.

Ce phénomène trouve son explication dans la théorie de la sélection naturelle. Les proies doivent avoir une vision sur 360 degrés afin de détecter la présence d'un prédateur. Par contre, le prédateur concentre sa vision dans un angle plus fin afin de localiser sa proie à grande distance.

Courez donc de ce pas vers le miroir le plus proche afin de connaître le groupe auquel vous appartenez et, ce faisant, l'alimentation qui vous convient.

Les bonnes et les moins bonnes protéines

Contrairement aux glucides ou aux lipides, il n'existe pas de mauvais protides. Toutefois, certains sont préférables à d'autres, à cause des acides aminés qu'ils contiennent mais aussi des lipides et glucides qui les accompagnent.

D'entrée de jeu, les protéines végétales sont moins adéquates à la consommation humaine que les protéines animales. D'abord la plupart sont incomplètes. Par exemple, les céréales sont carencées en lysine et les légumineuses en méthionine et tryptophane. La protéine de soya est la protéine végétale la plus complète. Il lui manque pourtant la méthionine.

Ensuite, la répartition en acides aminés des protéines végétales ne correspond évidemment pas à celle des animaux. En revanche, la répartition de la protéine animale ressemble à… la protéine animale. C'est une vérité de La Palisse. Un animal doit donc consommer une plus grande quantité de protéines végétales pour combler ses besoins minimaux dans l'acide aminé le moins représenté.

Pour reprendre mon exemple d'automobiles, manger des végétaux revient à vouloir assembler une voiture européenne à partir de pièces de voitures américaines. Consommer les acides aminés dans les bonnes proportions évite de consommer des calories en trop sous forme d'acides aminés excédentaires.

*** À calories égales, les protéines végétales
font plus engraisser que les protéines animales.***

L'intérêt de manger des végétaux ne réside donc pas dans les protéines qu'ils contiennent, mais plutôt dans les micro-éléments, fibres et lipides particuliers. La viande blanche et rouge, le poisson, les oeufs et les fruits de mer constituent les meilleures sources de protéines. Le tableau 9 donne un aperçu des sources de protides.

Les viandes procurent toutes les vitamines requises sauf les C, E et K. Il importe donc de consommer des végétaux qui les contiennent. En accompagnant la viande de légumes du premier groupe (voir chapitre 4) arrosés d'huile d'olive et en consommant des fruits en accompagnement ou au dessert, les besoins en micro-éléments sont entièrement comblés.

Au chapitre 4, nous avons vu l'importance de bien équilibrer les ratios de consommation de lipides omega-6/omega-3 et saturés/insaturés. Comme les protéines animales sont presque toujours accompagnées de lipides, il importe de choisir la viande en conséquence.

De façon générale, il faut varier les sources de protéines pour non seulement couvrir tous les acides aminés mais aussi tous les types de lipides (sauf évidemment les gras trans). Il est malsain de ne manger qu'une seule sorte de viande. Un régime exclusif de bœuf augmente les risques de cardiopathies à cause des gras saturés alors qu'un régime exclusif de poisson augmente les risques de cancers à cause de la fragilité des huiles polyinsaturées aux radicaux libres. Par contre, un régime équilibré de bœuf et de poisson réduit simultanément ces deux risques.

Contrairement à la croyance populaire, il ne faut pas associer gras saturés et cardiopathies avec viandes. Le bœuf ne contient que 50 % de gras saturés, alors que le coco en contient 90 % !

Néanmoins, il convient de manger plusieurs sortes de poissons et de viandes. Par exemple, le thon et l'espadon ont le meilleur bilan protéinique des poissons. Hélas, la pollution de nos océans affecte particulièrement ces poissons. Leur niveau de mercure est si élevé qu'il faut éviter d'en manger plus d'une fois par deux semaines. En revanche, le saumon d'élevage ne contient pas de mercure mais il peut être contaminé aux BPCs. En mangeant plusieurs sortes de poisson dont le thon et le saumon d'élevage, vous évitez les problèmes associés à la consommation exclusive de l'un d'entre eux.

> ***Mieux vaut manger plusieurs sortes de viandes***
> ***(incluant poissons et fruits de mer).***

La nutrition partage un principe avec l'investissement boursier : il ne faut pas mettre tous ses œufs dans le même panier. Ce principe s'applique également aux viandes. Le foie est une excellente source de zinc[69], de fer et de vitamines B dont les folates (vitamine B9), mais contient trop d'acide arachidonique, un précurseur des mauvaises hormones eicosanoïdes (voir chapitre 9 sur le cancer). La dinde par contre contient beaucoup de vitamines B3 et B6 dont l'effet enzymatique contrebalance l'excès d'acide arachidonique.

De plus, elle a l'avantage de contenir beaucoup moins de gras saturés. Encore une fois, en mangeant plusieurs sortes de viandes dont le foie et la dinde, vous évitez les problèmes associés à la consommation exclusive de l'une d'entre elles.

Nous avons vu dans les chapitres précédents les aléas de l'industrialisation des glucides et lipides. Malheureusement, les protéines n'y échappent pas. Dans le but d'engraisser leur bétail plus rapidement, les producteurs le nourrissent au grain au lieu de fourrages. La qualité de la viande en souffre beaucoup.

Au chapitre 5, nous avons vu l'importance du ratio lipidique omega-6/omega-3. Or ce ratio est approximativement de 30 : 1 pour le bœuf nourri au grain et de 1 : 1 pour le bœuf nourri aux fourrages. De plus, ce dernier contient deux fois plus de bêta carotène, quatre fois plus de vitamine E et cinq fois plus de vitamine A. Finalement, le bœuf nourri au grain est fade au goût. Tout comme pour le pain intégral vs le pain blanc raffiné ou encore le beurre vs la margarine ; voilà un autre exemple où la saveur va de pair avec la qualité nutritive.

Les producteurs modernes de bœuf utilisent également des hormones afin d'engraisser leur bétail plus rapidement. Malheureusement, une partie de ces hormones n'est pas détruite pendant la cuisson et est ingérée par le consommateur. La conséquence est la même que pour le bœuf : on engraisse.

Je vais vous raconter une anecdote troublante à ce sujet qui m'a été racontée par mon professeur de mathématiques à l'École Polytechnique de Montréal. Cette femme venait d'immigrer du Viet Nam. Un an après son arrivée au Canada, elle avait pris 20 kilos. Elle a alors consulté un médecin qui l'a interrogée sur ses habitudes alimentaires. Ce dernier l'a vertement semoncée quand il a appris qu'elle mangeait couramment la couenne graisseuse des steaks d'aloyau. En abandonnant cette mauvaise habitude, elle a perdu une bonne partie des kilos accumulés. Pourtant, elle a mangé de la couenne de bœuf dans son pays natal pendant 40 ans tout en restant mince. La différence est que les bœufs y étaient élevés naturellement et sans hormones et que ces dernières se logent principalement dans les tissus adipeux.

Une autre conséquence de l'industrialisation est l'utilisation de nitrites pour conserver les charcuteries. La réaction du corps à ce produit chimique varie d'un individu à l'autre, mais il n'est jamais souhaitable d'en consommer. Il faut donc rechercher les charcuteries artisanales dont la conservation est assurée par des procédés ancestraux que la science moderne ne comprend pas toujours bien. Ces charcuteries sont souvent illégales au Canada et aux États-Unis. Voilà une autre manifestation du lobby agroalimentaire.

Doit-on devenir végétarien pour autant ? N'en déplaise à certains, la réponse est non. Les inconvénients au végétarisme l'emportent sur la mauvaise qualité des viandes. De plus, il y a une troisième solution.

En plus de varier vos sources de protides, vous devriez rechercher des viandes sauvages ou encore élevées biologiquement. Bien sûr la chasse ne peut fournir une grande partie de la population. Heureux sont ceux qui chassent ou encore qui ont des amis chasseurs. Cependant, les autres peuvent toujours trouver des viandes de bétail élevé naturellement auprès de boucheries spécialisées.

Une autre option de plus en plus populaire est faire de faire élever ses animaux de consommation. Les producteurs apprécient généralement cette relation directe avec le consommateur. Ils peuvent ainsi produire un produit de meilleure qualité à prix moindre pour le consommateur bien qu'il en coûte plus cher pour élever le bétail aux fourrages. Les seuls perdants sont les intermédiaires qui empochent normalement la part du lion en termes de profit sans pour autant ajouter une quelconque plus-value au produit.

Pour avoir été producteur agricole moi-même, je sais à quel point cette situation est frustrante. Les fermiers aiment généralement leur métier et produire de la qualité. Malheureusement, la pression des intermédiaires de marché les force à faire des compromis sans quoi ils feraient banqueroute. Le plus invraisemblable est que souvent le consommateur serait prêt à payer 10 % ou 20 % de plus pour une viande beaucoup plus saine.

La normalisation des produits agricoles n'incite pas les fermiers à la qualité, bien au contraire. Le cas du lait est particulièrement pathétique. Dans ma jeunesse, notre famille buvait le lait de la laiterie du village. Il était franchement meilleur que le lait des grandes coopératives. Aujourd'hui, on ne peut plus distinguer l'origine du lait. Les meilleurs laits sont mélangés aux pires laits, ce qui donne généralement un goût moyen. Les meilleurs producteurs laitiers n'ont même plus le droit de vendre leur lait directement au consommateur et ainsi obtenir une plus-value pour leur qualité supérieure. Ce monopole est digne de la mafia.

Cette attitude de vouloir normaliser tous les produits agricoles est typiquement nord-américaine. Chaque fruit, chaque légume, chaque animal est un être vivant. Par conséquent, il a son identité propre et distincte. Pourtant les Américains voudraient que toutes les tomates se ressemblent, que tous les poulets soient exactement du même poids, que les oranges aient une couleur uniforme, que les carottes soient toujours droites, que le bœuf atteigne une teneur en gras précise, etc… Une production de radis n'est pas une production de boulons. En mettant l'emphase à ce point sur l'apparence, ils sacrifient la saveur et incidemment les valeurs nutritives. En effet, qu'y a-t-il de plus insipide qu'une tomate de serre américaine ? Il n'y a aucune commune mesure avec la tomate que vous faites pousser dans votre potager.

VÉGÉTAUX		VIANDES	
Légumineuses	22 %	Gros foies (veau, bœuf, etc…)	27 %
Amandes, noix, noisette	20 %	Veau	25 %
Céréales	11 %	Bœuf	24 %
Pain	8 %	Foies de volaille	22 %
Riz cuit	7 %	Poulet, dinde, lapin	20 %
Pâtes cuites	6 %	Oie, canard, jambon	18 %
Champignons, brocoli	3 %	Agneau, porc (sauf jambon)	16 %
Pomme de terre et légumes verts	2 %	Oeuf	13 %
Tomate, concombre, carotte	1 %		
Fruits	<1 %		
PRODUITS LAITIERS		**POISSONS ET FRUITS DE MER**	
Fromage dur (genre Emmental)	29 %	Morue, thon	25 %
Fromage à pâte molle (genre Brie ou bleu)	20 %	Truite, hareng, saumon, crevette	20 %
Yaourt	5 %	Sole, merlan, daurade, homard, pétoncle	16 %
Crème fraîche (35 %)	3 %	Maquereau, anguille	14 %
Lait	1 %	Palourde, huître	11 %
		Moule	8 %

TABLEAU 8

L'Europe résiste mieux à ce vent d'industrialisation. Le concept d'*appellation contrôlée* prévient ce nivellement par le bas de la qualité. Il s'applique évidemment au vin et aux fromages fins, mais aussi à plusieurs autres produits agricoles comme le bœuf et même la crème.

La cuisson des viandes

Quelle est la meilleure cuisson pour les viandes ? La réponse varie en fonction du type de viande. Quoiqu'il en soit, je recommande de toujours utiliser un thermomètre à viande pour les pièces cuites au four.

La volaille d'élevage doit être cuite à 85°C alors que certaines volailles sauvages comme le canard peuvent être cuites comme le bœuf. Cette recommandation est conforme aux normes américaines, mais non celles qui suivent. En effet, les autres viandes sont toujours trop cuites en Amérique du nord.

Le porc et l'agneau devraient atteindre 65°C au centre. Quant au bœuf, il ne devrait jamais dépasser 55°C.

L'important est de bien cuire les cotés extérieurs de la viande, là où se logent les bactéries. Ces recommandations ne s'appliquent évidemment pas à la viande hachée qui doit toujours être cuite à haute température. De toute façon, la viande hachée ne devrait jamais être consommée sauf moins d'une heure après sa préparation. La viande hachée qu'on retrouve généralement sur les étales des supermarchés, et a fortiori deux jours plus tard dans votre frigo, est un véritable bouillon de bactéries pathogènes.

Le bœuf doit donc être mangé saignant, l'agneau rosé et le porc très légèrement rosé. À plus haute température, certaines vitamines commencent à se dégrader. Encore une fois, la saveur va de pair avec la valeur nutritive. Une autre bonne raison de manger la viande moins cuite est qu'elle fait ainsi moins engraisser. En effet, la chaleur pré-digère partiellement les protéines. Votre estomac travaille alors moins fort et dépense moins de calories à digérer la viande ingérée.

La viande bien cuite fait engraisser.

Un autre conseil pour conserver la valeur nutritive de la viande et rehausser son goût est de la saisir avant de la cuire au four. Il existe différentes méthodes pour ce faire. Personnellement, je saisis la pièce de viande sur tous ses cotés à haute température dans une poêle anti-adhésive avec un peu d'huile d'olive. Cette action scelle les pores de la viande, ce qui conservera les sucs de la viande à l'intérieur du rôti au cours de sa cuisson. De plus, le fond de poêle peut être ensuite déglacé et servir à la préparation d'une sauce qui accompagnera la viande.

Un autre conseil pour réussir les pièces de viandes rôties au four consiste à les laisser reposer sur le comptoir enveloppées de papier d'aluminium de 10 à 15 minutes avant de les couper. Ce truc est particulièrement pratique si vos convives ont peur du sang car il prévient justement la saignée du rosbif même si celui-ci est dit « saignant » ou même bleu. Contrairement à la croyance populaire, la quantité de sang apparaissant dans l'assiette ne dépend pas tant du degré de cuisson que de cette étape ultérieure à la cuisson.

Bien entendu, la cuisson au gril scelle naturellement les pores de la viande. Dans le cas des ragoûts et plats mijotés, il est important de saisir au préalable les cubes de viande dans un corps gras saturé ou mono-insaturé. Évitez de saisir une trop grande quantité de viande à la fois sans quoi elle risque de bouillir et alors votre plat est bon pour le chat.

***La viande de bœuf, orignal, chevreuil, autruche, bison,
canard sauvage est objectivement meilleure
au goût saignante ou bleue.***

La viande de bœuf est objectivement moins savoureuse à cuisson médium ou bien cuite et cela est vrai pour tous. Toutefois, une partie de la population (surtout féminine) assume mal sa fonction de carnivore dans la chaîne alimentaire et répugne ainsi à voir dans son assiette une viande qui ressemble trop à l'animal d'origine. Pourtant la viande rouge prévient les carences de fer chez la femme surtout pendant ses règles. La viande saignante, les os, les têtes de poisson sont quelques exemples de phobies alimentaires typiquement nord-américaines. Tout comme le végétarisme, ces phobies peuvent s'avérer des formes subtiles d'anorexie. Si le poisson est très frais, il est préférable de le manger cru pour éviter que la chaleur oxyde les gras polyinsaturés. Les sushis et surtout les sashimis sont donc très sains. Si vous optez pour la cuisson, assurez-vous que le centre demeure légèrement translucide. Non seulement votre poisson sera-t-il ainsi plus savoureux, mais en plus vous en conserverez les valeurs nutritives tout en éliminant les bactéries pathogènes qui se logent normalement en surface.

En cuisant, le poisson passe de translucide à opaque. Il faut le sortir du four ou du gril lorsque le centre est encore légèrement translucide et le laisser reposer quelques minutes. L'inertie thermique en surface poursuit alors la cuisson du centre. Il faut servir le poisson au plus tard lorsque le cœur devient opaque.

Si la cuisson détruit les valeurs nutritives, elle détruit également les bactéries pathogènes. Dans le doute, il est toujours préférable de pécher par l'excès. Le meilleur test est celui de l'odorat. Habituez-vous dorénavant à sentir systématiquement toute la nourriture que vous apprêtez. Votre odorat deviendra rapidement beaucoup plus fiable que la date de péremption. Il m'arrive souvent de jeter des produits qui n'ont pas atteint cette date, comme il m'arrive aussi d'en consommer longtemps après. L'homme moderne ne se sert presque plus de son odorat.

Donc il s'agit d'ajuster le degré de cuisson en fonction du test olfactif. Le poisson cru et la viande crue doivent passer le test haut la main, c'est à dire ne rien sentir du tout.

Pour des raisons qui devraient maintenant vous apparaître triviales à ce stade-ci de votre lecture, tout poisson ou viande pannée est à proscrire. Il s'agit d'un autre exemple de mauvaise habitude alimentaire américaine.

Les besoins en protides

Contrairement aux glucides et aux lipides, l'organisme ne peut stocker les protides. Par conséquent, il faut en manger tous les jours, surtout les jours de grande activité physique. Rappelez-vous que les protéines contiennent les matériaux qui serviront à reconstruire vos muscles endommagés suite à un effort intense. Pour que cet effort livre tous les bénéfices escomptés au niveau de la masse et du tonus musculaire, il est donc primordial d'éviter les carences en protides.

L'organisme fonctionne toujours par priorités. S'il manque de protéines pour nourrir les organes vitaux, il digère les muscles pour en retirer les acides aminés requis. Hélas une cellule musculaire qui meurt ne repousse jamais. Une seule diète hypoprotéinique peut laisser des séquelles à vie. Ne vous laissez donc pas embarquer ne serait-ce qu'une seule semaine dans ces régimes végétaliens préconisés par des charlatans ou des illuminés.

La quantité requise de protides, contrairement aux vitamines et gras essentiels, est fonction directe du niveau d'activité physique. Elle varie entre 1 à 2 grammes de protides par kilogramme de masse maigre. De plus, les besoins en protéines diminuent grossièrement de 15 % de 20 à 60 ans.

Vous pouvez consulter les tables de teneur en protides pour tous les aliments de votre assiette si cela vous amuse. Néanmoins il n'est pas obligatoire d'entrer dans d'aussi savants calculs pour bien vous alimenter. Si vous accompagnez vos sources de protides avec des sources de glucides de bonne qualité et dans les bonnes proportions, vous pourrez manger à votre faim sans vous soucier de votre ligne. Si vous mangez plus qu'à votre faim, alors choisissez les meilleurs glucides. Bien sûr, ces règles fonctionnent à condition de maintenir un niveau minimum d'activité physique (voir chapitre 8).

Le végétarisme

De tous les temps, le végétarisme a toujours courtisé les âmes idéalistes. Bien des gens croient d'ailleurs que le végétarisme est bénéfique pour la santé et que sa faible popularité est due essentiellement à un manque de volonté. Ce mythe alimentaire est si bien ancré que la plupart des amateurs de viande nourrissent un sentiment de culpabilité. Ceux qui réussissent malgré leurs propensions naturelles à s'astreindre à ce mode artificiel d'alimentation en font d'ailleurs une fierté.

Les motivations des végétariens varient d'un individu à l'autre, mais tournent officiellement autour d'un ou de plusieurs des thèmes suivants :

- la santé,

- la compassion pour les animaux,

- l'écologie,

- la spiritualité,

- la religion.

En général, les végétariens se préoccupent plus de leur santé que les omnivores. Statistiquement, ils fument moins, consomment moins d'alcool et font plus d'exercice. Par conséquent, leur mode d'alimentation donne la fausse impression de procurer santé et minceur. Toutefois, il n'en est rien. Toute variable étant égale par ailleurs, le végétarisme fait engraisser et écourte l'espérance de vie.

À ce stade-ci de votre lecture, vous aurez déjà déduit que végétarisme et santé ne font pas bon ménage. Les dernières découvertes scientifiques ont confirmé le gros bon sens populaire :

Le végétarisme entraîne des carences alimentaires incontournables.

Tout au mieux, un végétarien vigilant et versé en nutrition peut espérer que son alimentation soit aussi complète en acides aminés qu'une alimentation équilibrée et omnivore. Toutefois, l'atteinte de cet objectif ultime n'est pas une tâche de tout repos. Le végétarien doit constamment vérifier la valeur nutritive de ses aliments afin d'éviter les carences. Qui plus est, son alimentation sera toujours déficiente en acides gras omega-3 essentiels AEP et ADH. Bien sûr, le végétarien peut prendre des suppléments de ces acides gras sous forme de comprimés, mais alors on ne parle plus de végétarisme strict puisqu'il faut obligatoirement tuer des poissons pour les extraire[70].

De plus, le végétarien doit renoncer aux meilleurs mets soit les viandes, poissons et fruits de mer. Donc, végétarisme ne rime définitivement pas avec épicurisme malgré la ressemblance phonétique des deux mots. On peut légitimement se demander s'il n'est pas masochiste de se compliquer ainsi inutilement l'existence.

Finalement, un végétarien négligent ou peu érudit sur le plan médical peut perturber sérieusement sa santé. Les effets sont parfois insidieux comme une diminution de l'intelligence et de la volonté à cause du déficit en acide docosahéxaénoique (voir chapitre 5). C'est pourquoi les gourous machiavéliques des sectes préconisent chez leurs disciples le végétalisme et/ou le jeûne. Il leur est ainsi plus facile de les manipuler.

Le végétarisme pur et dur né de l'époque hippie implique typiquement une répartition des macro-éléments comme suit : 90 % glucides, 10 % lipides, 10 % protides[71]. Cette proportion est pire qu'une barre de chocolat américain aux amandes de marque Hershey's ou Snickers. Un ratio trop élevé de glucides entraîne l'hyperinsulinémie qui est la principale cause de l'obésité en plus d'une panoplie de problèmes de santé (voir chapitre 4).

Avec les années, les carences protéiniques du végétarisme ont causé suffisamment de dommages pour que les végétariens révisent leur doctrine. L'un de leurs protagonistes contemporains les plus modérés, le docteur Dean Ornish, propose maintenant une répartition des macro-éléments comme suit : 72 % glucides, 10 % lipides, 18 % protides. Cette ration de protides est suffisante si au moins la moitié des protéines est d'origine animale. Autrement, il y aura encore carence de certains acides aminés.

Ce nouveau végétarisme est certainement plus sage, mais il comporte encore une lacune importante au niveau des acides gras, en particulier les acides gras omega-3.

On a longtemps cru, à tort, que les végétariens pouvaient compenser leurs carences en huiles essentielles oméga-3 en consommant des noix et/ou de l'huile de lin.

Non seulement, la consommation d'oméga-3 de source végétale ne comble pas tous les besoins de l'organisme mais, en plus, elle peut même inhiber la production de PGE1[72]. Comme nous l'avons vu, une carence en PGE1 entraîne une plus grande susceptibilité aux allergies, à l'arthrite, à l'asthme, aux ulcères d'estomac, aux troubles du sommeil, aux maladies cardiaques, à la haute pression, aux problèmes de glande thyroïde, à la dépression, à l'hyperactivité chez les enfants, au syndrome prémenstruel chez la femme et même à l'impuissance chez l'homme.

Le ratio omega-6/omega-3 très élevé propre à toute alimentation végétarienne détermine aussi plusieurs maladies cardiaques et psychiatriques (voir chapitre 5). L'impact est d'autant plus grave chez le fœtus, le nourrisson et l'enfant.

Le végétarisme mène souvent aussi à des carences en fer puisque le fer non-hémique contenu dans les fruits et légumes (ex. épinards) est difficilement absorbable comparé au fer hémique contenu dans la viande, surtout la viande rouge. Or, une carence en fer chez un bébé peut entraîner l'anémie ferriprive qui affecte entre autres la concentration, la croissance, la résistance aux infections, le développement du cerveau et l'apprentissage.

***Le végétarisme nuit au développement
de l'intelligence chez l'enfant.***

Bref, l'argument de la santé ne peut justifier le végétarisme. Contrairement aux idées reçues, on ne doit pas choisir l'alimentation végétarienne comme on choisit sa religion. On doit plutôt choisir d'être végétarien comme on choisit d'être fumeur, c'est-à-dire sachant que ce choix comporte des risques pour la santé. Il n'est pas question ici d'opinions mais de faits scientifiques. La capacité à convertir l'ALA en AEP et ADH varie considérément d'un individu à l'autre tout comme la réaction au tabagisme. De gros fumeurs ne seront jamais incommodés par leur vice alors que d'autres développeront un cancer seulement à partir de la fumée secondaire. Le végétarisme produit des résultats tout aussi aléatoires. Comme il n'y a pas de test clinique pour déterminer à l'avance la capacité de l'organisme à produire ses propres AEP et ADH, s'adonner au végétarisme revient donc à jouer à la roulette russe.

Quant au végétalisme (aucune protéine ou gras animal), toute la communauté médicale est unanime et condamne ce mode d'alimentation. Les déficiences sont majeures chez l'adulte et peuvent même s'avérer fatales chez le nourrisson ou le fœtus. Des études scientifiques en Angleterre et dans les Îles du Pacifique ont démontré que le végétalisme dégrade le quotient intellectuel[73].

Les parents qui imposent le végétalisme à leurs enfants mettent leur vie en danger et commettent ainsi un acte criminel. Le 13 juin 2002, un couple de Nouvelle-Zélande a été condamné à cinq ans de prison pour avoir ainsi causé la mort de leur fille de six mois. Le 14 septembre 2001, un couple britannique a plaidé coupable à l'accusation de cruauté pour avoir entraîné la mort de leur bébé de neuf mois. Le 30 avril 2002, les autorités policières ont sauvé de la mort certaine une fillette de 16 mois en la retirant de la garde de ses parents végétaliens : l'enfant pesait moins de 5 kilos ! Je pourrais continuer ainsi pendant plusieurs pages et pourtant certains journalistes continuent de faire la promotion de cette hérésie alimentaire.

Le végétalisme est suicidaire.

Qu'en est-il des autres justifications du végétarisme ? D'abord, l'argument de la compassion pour les animaux m'apparaît fallacieux. Souvent les chasseurs sont des amoureux de la nature et les végétariens, des intellectuels urbains. De plus, je suis le premier à décrier les méthodes souvent cruelles avec lesquelles les animaux sont élevés pour la consommation humaine. Comme nous l'avons vu, ces méthodes sont non seulement immorales, mais en plus elles produisent une viande de moindre qualité.

Toutefois, ces considérations n'ont rien à voir avec le végétarisme. De plus en plus de fermes dites «biologiques» élèvent leurs animaux décemment. Il n'est donc pas nécessaire de mal s'alimenter pour éviter la violence faite aux animaux.

Bien sûr, les animaux d'élevage finiront par être abattus. Autrement ils mourraient de vieillesse, d'une maladie ou encore d'un accident.

Tous les êtres vivants finissent par mourir un jour ou l'autre et alimenter ainsi la chaîne alimentaire, y compris l'homme. Les protéines finissent toutes dans la bouche d'un autre être vivant, que ce soit une bête féroce ou un simple lombric. La nature est ainsi faite. L'homme n'y est pour rien. Il doit assumer son rôle dans la chaîne alimentaire au lieu de se culpabiliser. Le mieux qu'il puisse faire est de rendre la réalité de la mort moins douloureuse. Or, souvent, les animaux d'élevage souffrent moins en mourant à l'abattoir que les hommes à l'hôpital.

Une autre justification pour le végétarisme est la conscience écologique. Cet argument est naïf. Les végétariens ont absolument besoin des produits laitiers pour maintenir une santé relative. Or pour qu'une vache produise du lait, il faut évidemment qu'elle mette bas. Pas de veau, pas de lait. Plus précisément, il faut abattre un kilogramme de viande pour 77 litres de lait produit. Que faire avec la viande sinon la manger ?

Incinérer les veaux au lieu de les manger engendrerait un tel déficit mondial en protéines qu'il faudrait agrandir substantiellement les champs de culture et donc augmenter l'impact déjà néfaste de l'agriculture sur l'environnement. C'est une simple question de mathématiques. Hélas, plusieurs veaux sont incinérés chaque année en Angleterre, pays d'Europe où le végétarisme est le plus populaire.

En fait, à l'époque paléolithique des chasseurs-cueilleurs, l'environnement se portait très bien. L'avènement de l'agriculture à l'époque néolithique constitua le premier affront écologique de l'homme. Or l'agriculture demeure encore aujourd'hui la principale source de pollution.

L'avant-dernière justification invoquée par les végétariens est d'ordre spirituel. Cette considération déborde évidemment du cadre de la nutrition. Toutefois, je me permettrai d'affirmer que le végétarisme ne rend pas l'homme meilleur. Adolphe Hitler en est la preuve historique et flagrante.

Finalement, certaines religions imposent une alimentation végétarienne. Le cas échéant, je recommande fortement à leurs adeptes de prendre des suppléments d'acides gras oméga-3 AEP et ADH extraits d'huile de poisson et <u>non</u> d'huile de lin. Cette précaution ralentira considérablement la dégénérescence du système nerveux.

En fait, il existe deux autres causes inavouées du végétarisme. La première est que plusieurs végétariens sont simplement mal informés et croient à tort que la consommation de viande leur est nuisible. L'un des objectifs de ce livre est justement de remettre les pendules à l'heure à ce sujet.

La seconde cause est le symptôme d'une maladie psychiatrique appelée *névrose orthorexique* qui s'apparente à la névrose anorexique. Toutefois cette discussion sort du cadre de ce livre.

Je vous invite à visiter ce site web très instructif si le sujet du végétarisme vous intéresse : <u>http://www.beyondveg.com.</u>.

IMPACT SUR L'ÉQUILIBRE HORMONAL DU VÉGÉTARISME SUPPLÉMENTÉ À L'HUILE DE LIN

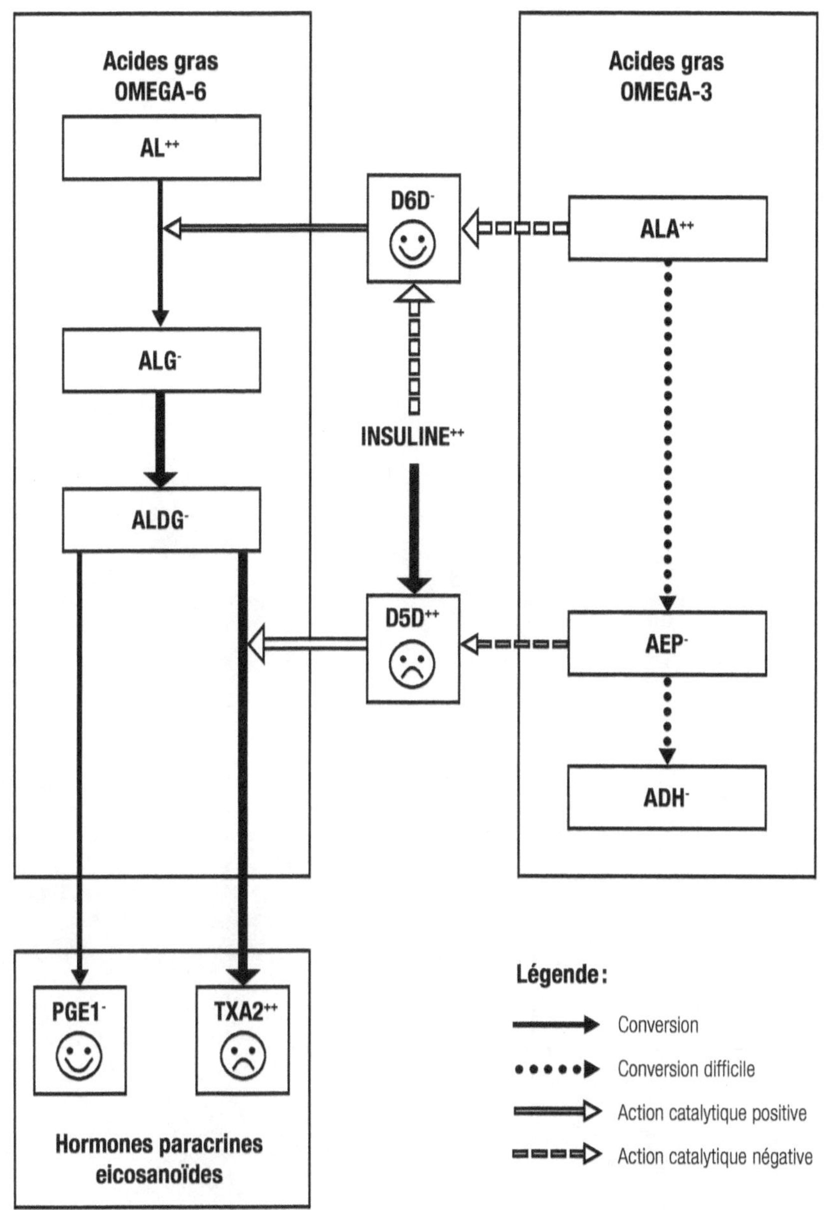

FIGURE 7

7

Les autres aliments

Certains aliments ne cadrent dans aucunes des trois catégories précédentes (glucides, lipides, protides) comme l'alcool, le thé ou le café. D'autres aliments cadrent dans plusieurs catégories à la fois comme le lait, le chocolat et les champignons. Certains de ces aliments méritent une attention particulière et, pour cette raison, sont regroupés ici.

Le lait

L'alimentation moderne entraîne toutes sortes d'allergies. Près des deux tiers de la population terrestre est allergique au *lactose* contenu dans le lait de vache. Par contre, une bonne partie de la population occidentale caucasienne y est tolérante. Si vous appartenez au premier groupe, vous avez le choix de ne pas boire de lait de vache ou encore de prendre un supplément enzymatique avec votre lait (ex. Lact-Aid).

La consommation de lait est-elle recommandable ? Voici une question qui suscite un débat houleux de nos jours. Or la réponse mérite discernement. Il faut se rappeler que le lait de vache existe au départ pour engraisser les petits veaux. C'est pourquoi sa consommation excessive mène souvent à l'embonpoint. Tout est une question de modération. De plus, les bienfaits du lait varient avec l'âge. Les bœufs adultes ne boivent plus de lait. Je ne crois pas que les hommes adultes devraient en boire davantage, à l'exception naturellement des femmes enceintes ou qui allaitent.

En revanche, le lait consommé modérément m'apparaît intéressant à deux étapes de la vie : au début et à la fin. Pendant la croissance, les enfants et les adolescents ont besoin de calcium pour le développement de leurs os. Le lait est donc tout approprié à cet égard à condition bien sûr qu'ils ne souffrent pas d'obésité, ce qui ne devrait pas être le cas s'ils s'alimentent bien. Par ailleurs, les gens de l'âge d'or ont également besoin de calcium car leurs os se décalcifient en vieillissant. L'exercice physique demeure encore le meilleur moyen de prévenir ce phénomène, mais le lait peut également aider d'autant plus qu'à cet âge, les gens ont plus tendance à perdre du poids qu'à en gagner. Il n'y a pas de mal non plus pour un adulte de boire un verre de lait de temps à autre, mais ce n'est pas nécessaire, ni recommandé sauf pour les végétariens. Le lait est aussi une excellente source artificielle de vitamine D qui manque souvent à l'alimentation nord-américaine. Toutefois, l'adhésion à l'alimentation néopaléolithique procure toute la vitamine D requise via les poissons et fruits de mer.

Le lait est nourrissant et peu dispendieux. C'est souvent le meilleur aliment auquel ont hélas accès les enfants issus de familles vivant de prestations d'assurance sociale. Pour cette raison, les travailleurs sociaux et diététistes qui travaillent dans ce milieu ne doivent pas rationner le lait. Par contre, les enfants issus de familles mieux nanties et qui ont accès à une alimentation plus saine devraient limiter leur consommation à deux verres par jour s'ils présentent une surcharge pondérale.

On entend depuis longtemps que le calcium est important pour la santé des os. Toutefois, on entend rarement qu'un excès de calcium est presque aussi dommageable qu'une carence. L'explication est qu'un excès de calcium nuit à l'absorption du magnésium qui est également un minéral important pour la santé osseuse. À l'époque paléolithique, la ratio calcium : magnésium était de 1 : 1. Or il est de 12 : 1 dans le lait. On comprend donc aisément pourquoi une consommation excessive de lait peut créer une carence en magnésium et conséquemment des pathologies osseuses comme l'ostéoporose[74]. Il y a toutefois une façon agréable de remédier à ce problème (voir section sur le chocolat).

Un excès de calcium nuit à la santé des os.

Finalement, la consommation de lait doit tenir compte de la consommation des autres produits laitiers comme les fromages, le yaourt et la crème et être modulée en conséquence. Les amoureux de fromages fins devraient donc éviter le lait. Non seulement, ils absorbent déjà tout le calcium nécessaire à la santé osseuse, mais en plus ils évitent la prise de poids associée à une grande consommation de produits laitiers.

Qu'en est-il du lait de soya ? Ce substitut fait définitivement moins engraisser que le lait animal mais comporte les mêmes inconvénients que les céréales. La présence de phytates nuit à l'absorption des minéraux et occasionnera des problèmes sérieux de santé s'il est consommé en quantité excessive.

L'alcool

L'alcool se comporte en partie comme un glucide dont l'index glycémique est plus ou moins élevé selon le type. Pour ne pas engraisser, il faut donc éviter de boire de l'alcool à jeun. La seule exception est peut-être le champagne brut dont le taux de sucre est très bas.

L'alcool consommé au cours d'un repas ne se convertit par en graisses. Par contre, un excès d'alcool interfère avec la combustion de ces dernières.

L'alcool consommé avec modération n'augmente pas le taux de triglycérides dans le sang, mais augmente le taux des bons cholestérols (HDL). Une étude[75] menée en Chine sur 8 975 patients tend même à démontrer que l'alcool diminue le taux de triglycérides. Finalement, une consommation modérée d'alcool protège également contre l'oxydation du mauvais cholestérol (LDL), la cause de l'athérosclérose[76].

La bière est généralement un mauvais glucide et doit être consommée avec modération car autrement elle favorise le diabète de type 2. Évidemment les bières réduites en glucides nouvellement disponibles sur le marché minimisent ce problème. La bière consommée immédiatement après un exercice physique intense a également un impact insulinémique moindre.

Afin de profiter des effets bienfaiteurs de la levure de bière, encore faut-il consommer une bière « vivante », c'est-à-dire refermentée en bouteille. Il s'agit de bières produites par des brasseries artisanales et qui laissent un dépôt au fond de la bouteille. Les bières produites industriellement sont pasteurisées et donc exemptes de levures actives.

Parmi tous les alcools, le vin est le meilleur pour la santé et par surcroît le meilleur au goût. Le vin (surtout le vin rouge) contient en plus des polyphénols (dont notamment les flavonoïdes et le resvératrol), des substances antioxydantes et vasodilatatrices qui ralentissent le vieillissement et protège contre le cancer[77] et la maladie d'Alzheimer[78]. Ils préviennent également l'oxydation du mauvais cholestérol (LDL) et conséquemment l'incidence des maladies cardiaques[79]. Ils aident à conserver une apparence jeune en gardant la peau élastique, en la protégeant contre le soleil et en favorisant la croissance des cheveux. Finalement, ils aident à prévenir la rétinopathie chez les diabétiques.

Le resvératrol, en particulier, favorise même la perte de poids[80]. Il se pourrait bien que la consommation régulière de vin rouge explique en grande partie le fameux paradoxe français. Le vin blanc de Sauternes arrive premier au niveau de la teneur en resvératrol à cause du champignon botrytis qui attaque le raisin avant les vendanges.

Maintenant, qu'est-ce qu'une consommation modérée ? La réponse varie selon le sexe, le poids, les auteurs et même les individus. La recommandation la plus basse que j'ai lue est de 10 onces (environ 300 ml) par jour pour les hommes et 5 onces (environ 150 ml) pour les femmes. La plus élevée est d'une bouteille par jour. Ma recommandation est d'au plus une demi-bouteille par jour mais sans dépasser deux bouteilles par semaine pour les femmes et trois bouteilles par semaine pour les hommes. De plus, il est important de ne pas consommer d'alcool tous les jours de la semaine car celui-ci nuit à la qualité du sommeil REM[81] et ce, même en petites quantités. Les journées de pause permettent ainsi au système nerveux de ne pas cumuler certaines carences spécifiques de sommeil.

Voilà pour la théorie. En pratique, je dépasse souvent mes propres recommandations. Le vin tout comme la gastronomie, le sport et la sexualité sont des composantes essentielles de la vie. Je plains les gens qui en ignorent les plaisirs.

L'éducation est pré-requise à l'appréciation du vin tout comme la musique, la peinture et autres beaux-arts. Boire du vin, c'est pénétrer dans l'univers de Bacchus où les sens et l'érudition se conjuguent. Boire du vin procure un sentiment d'éternité temporaire, une vision nouvelle sur l'humanité, un contact furtif avec l'au-delà.

Tous les êtres humains aiment le vin à condition d'y avoir été initiés jeunes ou encore ne pas nourrir de phobie envers l'alcool à cause d'une mauvaise expérience de jeunesse (ex. parents alcooliques).

Contrairement aux autres alcools, le vin ne se laisse pas apprivoiser facilement. Il faut donc commencer avec les vins faciles puis graduellement évoluer vers les vins plus complexes. À ce chapitre, le vin se comporte un peu comme la musique. Un petit Beaujolais rappelle les chansons populaires alors que les grands Médocs et Côte d'or évoquent les meilleures symphonies de Beethoven. Il faut donc prendre le temps d'éduquer son palais avec le vin tout comme son oreille avec la musique.

Hélas, cette belle prose ne vous immunisera pas contre le mal de tête le lendemain d'une bonne cuite. Je profite donc de l'occasion pour vous faire part de mes trucs d'épicurien. Le mal de tête provient essentiellement de deux sources : les additifs de conservation ajoutés aux vins bon marché comme les sulfites et la déshydratation causée par l'alcool et les tannins. Pour contrer la première source, évitez simplement de consommer du vin de dépanneur. Tenez-vous en aux appellations contrôlées. Évitez les marques commerciales aux noms enchanteurs dont le seul but de berner le néophyte.Pour contrer la seconde source de mal de tête, assurez-vous de boire suffisamment d'eau dans les une à quatre heures suivant une consommation excessive de vin. Pas avant ce délai, ni après. Pour vous hydrater encore davantage, avalez une aspirine en même temps. Aussi un petit comprimé de vitamine E minimisera les dommages causés par les radicaux libres qu'une alcoolémie excessive libère dans le sang (voir chapitre suivant).

Ces conseils ne visent pas à encourager la beuverie, mais à minimiser les dégâts en cas de dérapage.

Le chocolat

Si la vie est terne sans vin, elle en est de même sans chocolat. On parle évidemment ici de vrai chocolat et non des friandises américaines qui n'ont que le nom en commun. Pour véritablement parler de chocolat, la teneur en cacao doit être d'au moins 40 %, idéalement 70 % et plus. Le chocolat noir a l'avantage combiné de ne pas faire engraisser, d'être bon pour la santé et de composer les meilleurs desserts. Cela fait bien des qualités réunies.

Le chocolat est une importante source naturelle de magnésium. Une déficience en magnésium augmente considérablement les risques de cardiopathies, d'hypertension, de diabète, de maladies des articulations et du syndrome prémenstruel chez la femme. Le chocolat est également une source de fer, calcium et potassium ainsi que de vitamines A, B1, C, D, et E.

Qu'y a-t-il de meilleur qu'un verre de lait pour accompagner un dessert au chocolat ? Or il ne sera pas nécessaire de rationner ce verre de lait pour limiter l'ingestion de calcium car le magnésium contenu dans le chocolat rétablit le ratio calcium : magnésium d'ordinaire trop faible. Autrement dit, plus vous mangez de chocolat, plus vous pouvez vous permettre de consommer des produits laitiers.

Une once de chocolat possède plus d'antioxydants qu'un verre de vin rouge. Il prévient donc également le cancer et le vieillissement. Certains antioxydants sont des flavonoïdes, une famille de substances aussi efficace que l'Aspirine pour prévenir l'agglutination des plaquettes du sang et la formation de caillot pouvant causer une crise cardiaque[82]. De plus, les flavonoïdes dilatent les artères tout comme les bonnes eicosanoïdes prévenant ainsi la haute pression. Cependant, le chocolat ne cause pas d'ulcère d'estomac comme l'Aspirine.

Le chocolat est composé de beurre de cacao qui contient plusieurs acides gras soit 35 % d'acide stéarique saturée, 35 % d'acide oléique monoinsaturée et 25 % d'acide palmitique saturée. L'acide stéarique est un gras saturé qui exceptionnellement n'augmente pas le cholestérol. Tant qu'à l'acide oléique, nous avons vu qu'elle réduit les mauvais cholestérols tout en augmentant les bons.

Le chocolat procure un sentiment d'euphorie à cause de ses nombreux stimulants comme la caféine, la théobromine, et la phenyléthylamine, mais aussi de ses neurotransmetteurs comme l'anandamide et la sérotonine qui augmentent la production d'endorphine, cette fameuse autre hormone de bien-être.

Finalement les phosphates, le polyhydroxyphénol et le fluor du chocolat inhibent le développement des bactéries orales responsables de la carie dentaire.

Les champignons

Pourquoi une section entière consacrée à ce banal légume ? D'abord, parce que le champignon n'est pas un légume et, qu'en plus, il n'a rien de banal. De fait, le champignon n'est même pas un végétal. Il appartient à un règne à part, celui des *fungi*.

À cause de son immobilisme, le champignon ressemble à une plante. Par contre, il consomme de l'oxygène et expire du gaz carbonique comme tout animal. Le champignon est donc une créature mi-plante, mi-animale.

Le rôle des champignons dans la nature a longtemps été ignoré. Toutefois, l'homme est de plus en plus fasciné par son importance au fur et à mesure que la science mycologique progresse. D'ores et déjà, nous savons que les arbres vivent en symbiose étroite avec les champignons. Ces derniers scindent les molécules organiques complexes du sol en nutriments facilement accessibles aux radicelles des arbres. En retour, ceux-ci leur procurent l'énergie qu'ils ne peuvent tirer du soleil faute de chlorophylle.

Le pouvoir enzymatique et anti-bactérien des champignons est également mis à profit chez les animaux. Il n'est pas étonnant que plusieurs médicaments modernes proviennent des champignons dont les fameux antibiotiques qui ont révolutionné la pharmacologie. Le docteur Fleming découvrit le premier d'entre eux, la pénicilline, à partir d'un champignon poussant naturellement sur le pain.

Ce que nous désignons couramment comme « champignon » n'est en fait que le fruit du véritable champignon. Ce dernier colonise en fait le sol ou l'arbre sous-jacent. C'est comme la pomme dans l'arbre, mais à la différence que l'arbre est invisible à l'œil du profane. D'ailleurs, la plupart des champignons ne forment pas de ce fruit appelé « carpophore ». Celui-ci est un organe sexuel favorisant la dissémination des spores du champignon, à l'instar du pistil avec le pollen chez les végétaux.

La fameuse couleur verte qui recouvre les aliments moisis provient des spores émises par le champignon qui est en train de les manger. C'est un exemple où il n'y a pas de carpophore. Le champignon lui-même ou « mycélium » est plus souvent qu'autrement de couleur blanchâtre. L'œil attentif peut distinguer le mycélium dans une bûche de bois mort ou encore dans l'humus.

L'intérêt des champignons pour la nutrition est double. Ils procurent non seulement des enzymes qui produisent des effets quasi-miraculeux pour la santé, mais aussi ils procurent des saveurs inégalées par aucun autre aliment. Si vous êtes sceptique devant ce dernier énoncé, c'est probablement parce que votre expérience mycologique se limite au banal champignon de Paris. Or, il existe plusieurs milliers d'espèces de champignons dans la nature produisant des carpophores dont certains sont tout à fait exquis. Après avoir goûté aux morilles, cèpes, girolles, pieds-de-mouton, truffes et autres délices du genre bien apprêtés, vous changerez d'opinion à jamais.

Les champignons dits exotiques ou sauvages ont la capacité de transformer une banale omelette en un mets de haut calibre gastro-nomique. Hélas, les meilleurs champignons sont sauvages et ne peuvent être cultivés. Leur prix est donc souvent astronomique. La truffe par exemple peut atteindre plusieurs milliers de dollars le kilo !

Heureusement la science a réussi à cultiver quelques espèces de champignons saprophytes. Le plus connu, l'*agaricus bisporus* ou champignon blanc de Paris est certainement le moins intéressant du point de vue nutritionnel ou même organoleptique. Il est le plus souvent vendu au tout début de sa croissance sous forme de bouton. Déjà sous sa forme mature, le Portobello, il est beaucoup plus intéressant et goûteux. Ce dernier lorsque mariné dans l'huile et grillé rappelle le goût et la texture du filet mignon de bœuf.

L'un des champignons de culture les plus intéressants est certaine-ment le pleurote (*pleurotus ostreatus*). Celui-ci pousse naturellement sur les arbres morts en forêt à l'automne et parfois en été. Son rôle est de débarrasser la nature des carcasses d'arbres morts qui autrement s'empileraient sans fin avec les siècles.

Les gros pleurotes, grillés et arrosés d'huile d'olive et de jus de citron, constituent une célèbre entrée de la cuisine grecque. Les plus petits spécimens sautés dans la poêle, déglacés au vin blanc, puis épaissis à la crème fraîche font des sauces sublimes pour la viande blanche.

Outre ses qualités gastronomiques, le pleurote est un véritable médicament. Il est une excellente source de protides (15 à 35% de la matière sèche), d'acides aminés, de vitamines C (30 à 144 mg par 100 g), et de niacine (109 mg par 100g). Le pleurote produit naturellement de la *lovastatine,* un médicament approuvé par la FDA américaine pour traiter l'excès de cholestérol. Plusieurs études scientifiques en ont d'ailleurs démontré l'efficacité[83]. D'autres études[84] ont également démontré que la consommation de pleurote prévenait la formation de tumeurs cancéreuses.

Une sauce à base de crème 35% et de pleurotes sautés est l'un des meilleurs exemples de gastronomie où l'on joint l'utile à l'agréable. En effet, on apprécie la texture inégalée de la crème alors que les pleurotes en neutralisent le cholestérol!

Un autre champignon de culture digne de mention est le lentin (*lentinula edodes*), mieux connu sous son nom japonais «*shiitake*». La texture et le bouquet du shiitake sont fort différents du pleurote. Il produit plusieurs polysaccharides comme le *lentinan,* un médicament approuvé contre le cancer au Japon et le KS-2 dont l'effet combiné est encore plus efficace que le pleurote pour combattre le cancer[85]. De plus, la consommation de shiitake aide à combattre différents virus dont celui de l'herpès[87] et même du SIDA[88]. D'autres études[89] ont démontré l'efficacité du shiitake pour combattre la leucémie.

Finalement l'avenir du shiitake comme médicament pour réduire la pression artérielle[90] et antibiotique[91] est très prometteur.

La chasse aux champignons sauvages est une activité de plein air agréable et peu éprouvante physiquement qui convient parfaitement bien aux sorties de famille, en particulier aux jeunes enfants. La mycologie est à la fois un passe-temps sportif, gastronomique et culturel. Nos forêts regorgent de petits trésors pour le palais. Toutefois l'identification des champignons comestibles n'est pas toujours facile. Aussi est-il primordial de ne pas se lancer seul dans cette aventure avant d'avoir acquis les connaissances adéquates. Plusieurs livres sont disponibles sur le sujet. Aussi la plupart des villes importantes possèdent leur association mycologique locale. Des cours y sont donnés pour savoir identifier les champignons et plusieurs sorties de groupe en forêt sont organisées. C'est une occasion pour en apprendre davantage sur le monde merveilleux des champignons, mais aussi pour rencontrer d'autres gens qui partagent cette passion.

Je n'ai jamais rencontré de mycologues qui mangent de la malbouffe (*junk food*). Il ne s'agit certainement pas d'un hasard. L'intérêt pour les champignons témoigne d'un respect envers la nature et plus généralement envers l'œuvre du Créateur, dont l'être humain et ce, quelles que soient les allégeances religieuses. Or, mal s'alimenter est un flagrant manque de respect envers sa santé, son corps et plus généralement le don de la vie.

Le café

On boit le café soit pour le goût, soit pour l'effet, soit pour les deux. Le café n'est pas recommandé pour la santé, mais sa consommation modérée cause peu de dégâts.

Il existe une controverse concernant l'impact réel du café sur l'organisme. D'une part, le café contient une drogue appelée caféine. Cette dernière agit sur les neurotransmetteurs à l'instar des autres drogues comme la nicotine ou la cocaïne. Sa consommation abusive taxe donc le système nerveux à la longue[92]. Les dommages (insomnie, angoisse, hypertension…) sont particulièrement prononcés chez les gens dont l'occupation professionnelle est stressante ou qui vivent une période d'anxiété (décès d'un proche, divorce, maladie, faillite, problèmes judiciaires).

De plus, la caféine désensibilise l'organisme à l'effet de l'insuline[93] si bien que le pancréas doit produire des doses toujours plus importantes de cette dernière. Sa consommation est corrélée depuis longtemps avec le développement du diabète de type 1 (voir chapitre 9 pour comprendre les différents types de diabètes). Les Finlandais sont les plus gros buveurs de café au monde et ont également l'incidence de diabète le plus élevé,[94][95]. Les sujets âgés de moins de vingt ans sont particulièrement vulnérables[96].

Finalement, la caféine élève le taux sanguin de cholestérol, de triglycérides et de homocystéine[97] (voir chapitre 9), ce qui a pour effet d'augmenter l'incidence de maladies cardiaques. Par contre, cet effet est moindre avec le café filtre et peut être encore minimisé si l'alimentation est riche en antioxydants et vitamine B6 comme c'est le cas de l'alimentation néopaléolithique.

D'autre part, de récentes études permettent de croire que certaines substances (polyphénols) contenues dans le café-filtre[98] pourraient diminuer la glycémie à jeun et ainsi prévenir le diabète de type 2, surtout chez les sujets âgés de plus de 40 ans. Cet effet bénéfique n'a pas été observé avec la consommation de café préparé au percolateur[99].

À la lumière de ce qui précède, le café devrait être évité chez les moins de vingt ans et les diabétiques (type 1). Il ne devrait jamais être consommé à jeun (encore moins accompagné d'une cigarette), mais plutôt à la fin d'un repas.

Aussi, le café de type *espresso* contient relativement plus des substances végétales bénéfiques et moins de caféine par tasse même si sa concentration est plus forte (voir tableau 9). Son bilan pour la santé est donc meilleur.

De plus en plus de boissons gazeuses (dont le célèbre Coca-cola) et même de boissons dites « énergisantes » sont additionnées de caféine. Cette situation est préoccupante parce que ces boissons partagent les inconvénients (caféine) du café sans pour autant en partager les avantages (polyphénols).

Encore une fois, tout est une question de gros bon sens. Le but de cet exposé n'est pas d'éloigner les amoureux du café de leur plaisir, mais de faire réfléchir les caféinomanes accoutumés à leur tasse de styromousse. Évitez de boire du café le matin, surtout à jeun. Ou encore en milieu d'après-midi en accompagnement d'une pâtisserie. Ces deux habitudes entraînent une montée d'insuline immédiate et du diabète de type 2 à long terme (voir chapitre 9). Si vous raffolez du goût d'un vrai café, gardez ce plaisir pour la fin d'un repas. L'impact insulinémique sera alors moindre.

Le thé

Selon des études scientifiques, le thé serait une bien meilleure boisson que le café. Le thé, en particulier le thé vert, contient plusieurs substances bénéfiques dont une sorte de tannin, les catéchines. Or les tannins sont des polyphénols de type flavonoïdes comme ceux qui sont contenus dans le vin rouge et le chocolat. Les catéchines ont des propriétés antioxydantes, anti-cancérigènes, anti-anginogènes, anti-bactériennes et antivirales.

Plusieurs études menées principalement sur des rats tendent à démontrer que le thé vert réduit la glycémie à jeun[100] et le taux de triglycérides[101]. D'autres études indiquent qu'il diminue les risques d'artériosclérose, dc thrombose[102] et de cholestérol. Une autre étude[103] menée sur des êtres humains cette fois-ci confirme que le thé diminue la glycémie chez les patients atteints du diabète de type 2.

La seule ombre au tableau provient de la même étude finlandaise qui associe également la consommation de thé chez les enfants à une plus grande incidence de diabète de type 1. La conclusion sage est donc de ne pas servir de thé aux enfants. Par contre, les adultes bénéficieraient de cette boisson dont l'histoire remonte à la nuit des temps.

Le tableau 7 présente la teneur en caféine de plusieurs boissons et aliments.

TENEUR EN CAFÉINE DE DIVERS ALIMENTS

Sources de caféine	Quantité (onces)	Caféine	
		ppm	mg
Café américain	8	491	110
Café instantané	8	335	75
Café Cappuccino	6	536	90
Café Espresso	1	3214	90
Café décaféiné	8	22	5
Thé américain	8	179	40
Thé importé	8	268	60
Thé vert	8	134	30
Thé glacé (Nestea)	12	77	26
Coca-cola Classic	12	104	35
Coca-cola diète	12	137	46
Pepsi Cola	12	113	38
7up ou Sprite	12	0	0
Lait au chocolat	8	22	5
Chocolat chaud	8	22	5
Chocolat au lait	1	214	6
Chocolat noir	1	714	20

TABLEAU 9

8

L'activité physique

Le sport fait-il maigrir ?

Le sport fait-il maigrir ? La réponse est oui, mais non pour les raisons que l'on croit généralement.

Les partisans de la théorie des calories induisent la population en erreur en prétendant que le pouvoir amaigrissant du sport provient exclusivement des calories brûlées. La réalité est autrement plus complexe.

D'abord, mesurons la quantité de calories brûlées au cours d'un exercice type pour se convaincre qu'elle est négligeable. Reprenons l'exemple du chapitre deux. Nous avions évalué la dépense énergétique du métabolisme de base pour une femme de 55 kg, 1,6 m et 40 ans à 1 290 calories par jour ou encore 54 calories par heure. Supposons maintenant que cette femme fait une heure de cyclisme d'intensité moyenne (FMMB = 8,5) au cours de sa journée. Elle dépensera alors (8,5 – 2,0) x 54 calories = 350 calories de plus. Si à la fin de son exercice, notre sportive se paye un petit cornet de crème glacée (150 g), elle récupérera alors toutes les calories perdues.

Selon la théorie des calories, cette femme serait arrivée au même résultat calorique en restant tout bonnement à la maison sans consommer de crème glacée. Évidemment nous savons par expérience qu'il n'en est rien. Les gens actifs physiquement sont généralement beaucoup plus minces que les sédentaires. Cet exemple démontre une fois de plus le peu de fondement scientifique derrière la théorie des calories. Pourtant, cette théorie est encore galvaudée par nombre de spécialistes de la santé.

Si l'exercice physique fait maigrir, c'est simplement parce qu'il active la machine humaine. L'explication tire encore sa source de l'ère paléolithique. À cette époque, l'homme devait maintenir un certain niveau d'efforts physiques pour assurer sa survie et celle de sa progéniture. Or, rappelons-nous, le système digestif humain a été conçu à cette époque donc forcément à partir des conditions de vie qui prévalaient alors tant au niveau de la disponibilité des aliments que du niveau d'activité physique.

Permettez-moi encore une comparaison d'ingénieur : quand la fiche signalétique d'un véhicule indique 9 litres/100 km de consommation d'essence sur la grande route, son manufacturier se base sur une vitesse de 100 km/heure. Si le véhicule roule à 160 km/heure, il faut s'attendre à une consommation beaucoup plus élevée parce que le véhicule est utilisé en dehors des spécifications pour les lesquelles il a été conçu. Il faut également s'attendre à une usure prématurée de sa mécanique. Le même raisonnement prévaut si le véhicule roule à vitesse trop basse.

La mécanique humaine fonctionne de la même manière. Il faut l'utiliser à l'intérieur de ses « spécifications » afin d'obtenir le meilleur rendement. Quelles sont ses spécifications ? Ce sont les conditions de vie qui prévalaient à l'ère paléolithique. À cette époque, personne ne passait ses journées assis devant un ordinateur. Personne non plus ne s'entraînait pour les olympiques. Il faut donc s'attendre à ce que ces deux comportements ne soient pas compatibles avec la mécanique humaine et génèrent toutes sortes de problèmes de santé.

Nous avons vu que la mécanique humaine réagissait très mal aux carburants modernes, lire ici aliments industriels. L'explication est identique. La mécanique humaine a été conçue pour fonctionner à partir des carburants (aliments) disponibles à l'époque paléolithique et ce, dans les mêmes proportions (ratio glucides/lipides/protides et ratio d'acides gras omega-6/omega-3).

Pour les fins de ce chapitre, il faut donc se poser la question : quel exercice pratiquait l'homme paléolithique ? Essentiellement la marche. Par contre, il devait aussi, quelques heures par semaine, développer un effort intense pour échapper à un prédateur féroce ou encore capturer une proie récalcitrante.

Notre mode de vie moderne doit donc reproduire essentiellement celui de l'homme paléolithique. Si cela ne vous plait pas, il faut alors adresser vos plaintes au Créateur ou encore au processus de sélection naturelle selon vos allégeances religieuses. De toutes manières, vos plaintes resteront lettre morte et vous devrez vous résigner à cette réalité incontournable.

Comme promis au chapitre 3, la bonne nouvelle est que si vous vous alimentez correctement et maintenez un minimum d'activité physique (qui n'a rien à voir avec un entraînement olympique ou même professionnel), votre silhouette ressemblera davantage à celle de l'homme paléolithique que celle du « couch potato ».

L'homme paléolithique n'était pas obèse. Pourtant il ne comptait pas ses calories, ni même se préoccupait de sa ligne. Tout au plus faisait-il un peu de ventre lorsque les conditions de vie étaient faciles, ce qui arrivait rarement à cette époque. La plupart du temps, il devait demeurer très actif pour capturer son gibier et cueillir ses fruits et légumes.

Comme nos conditions de vie moderne sont beaucoup plus clémentes (sauf pour les gens hyper-stressés), il faut parfois compenser en s'entraînant hebdomadairement. Heureusement la société moderne met tout à notre disposition pour ce faire.

Un pourcentage de gras corporel plus élevé de 1 % ou 2 % que la cible idéale ne pose pas de conséquences substantielles pour la santé. L'entraînement hebdomadaire en gymnase n'est donc pas une nécessité du point de vue de la santé. Par contre, si vous rêvez à un corps de statue grecque, il faudra probablement vous résigner à vous entraîner.

Le mode de vie des Européens les amène à marcher en moyenne beaucoup plus dans une journée que les Nord-Américains. Les distances à parcourir, l'organisation du transport en commun, le climat, les taxes sur les véhicules sont tous des facteurs qui expliquent cette différence de mœurs. Celle-ci explique aussi en grande partie la différence d'obésité entre les deux peuples. Le mode de vie des Européens ressemble davantage à celui des hommes paléolithiques.

Un autre exemple est celui de Montréal. Selon une récente étude, cette ville serait celle en Amérique du Nord où les habitants marchent le plus pour se rendre au travail. Ce n'est probablement pas un hasard si c'est en même temps l'une des villes où le taux d'obésité est également le plus bas (12 %).

À la décharge des Nord-Américains, il faut admettre aussi que plusieurs régions de l'Amérique étaient inhabitables à l'époque paléolithique. Il n'est donc pas étonnant que la même technologie qui permet maintenant à l'homme d'habiter partout lui procure un mode de vie qui n'est pas toujours idéal. L'exemple extrême de ce concept est la vie des astronautes dans les stations spatiales. Les conditions de vie y sont encore plus sédentaires que pour le plus paresseux des hommes sur terre, d'une part à cause de l'absence de gravité et d'autre part parce que les lieux y sont exigus. Ces conditions sont encore plus éloignées de celles de l'époque paléolithique. C'est pourquoi les astronautes doivent compenser en s'entraînant plusieurs fois par jour sur des exerciseurs sans quoi leur os se décalcifieraient rapidement.

L'homme moderne qui habite une région dont le climat ne se prête pas naturellement à l'exercice physique est en quelque sorte un astronaute. Si la technologie lui permet maintenant d'habiter ces lieux autrefois déserts comme le Québec en hiver ou le Nevada en été, il doit en revanche maintenir le même niveau d'exercice que celui qui habite en Italie ou en Angleterre.

L'activité physique est un complément essentiel à tout régime amaigrissant.

Hélas il n'est pas possible de maigrir seulement en modifiant son alimentation et sans affecter défavorablement sa santé. Plusieurs lecteurs auraient peut-être espéré lire le contraire ou préfèrent même encore ne pas y croire, mais c'est la triste réalité. Il est inutile de perdre son temps à chercher la diète miracle ou le médicament miracle qui contournera cette règle implacable.

En faisant moins d'exercices que ce pourquoi il a été conçu, l'homme moderne qui mange bien (ratios équilibrés) mange néanmoins en moins grande quantité et, ce faisant, développe certaines carences en micro-éléments. C'est le cas des personnes âgées et de celles qui suivent une diète hypocalorique. En bas de la barre des 1 200 calories, des suppléments alimentaires en vitamines et minéraux deviennent nécessaires afin de combler les besoins du métabolisme de base.

__Par contre, l'homme qui s'alimente convenablement et maintient une activité physique suffisante n'a besoin d'aucun supplément alimentaire[104].__

En revanche, le meilleur exercice ne saurait compenser entièrement les dommages d'une mauvaise alimentation, surtout avec l'âge. Il suffit de visiter les douches d'un centre sportif pour s'en convaincre ! Contrairement à ce qu'avancent les protagonistes de la théorie des calories, le sport même extrême ne vous immunisera pas contre l'embonpoint.

Quel est maintenant ce niveau souhaitable d'exercice physique pour assurer le bon fonctionnement de la mécanique humaine ? C'est l'objet des sections qui suivent.

Les bienfaits de l'exercice aérobique

L'exercice aérobique élève le facteur ß, combat l'hypertension, les maladies du cœur[105] et du foie[106], élève le bon cholestérol (HDL), diminue les triglycérides, tonifie le système immunitaire[107] et favorise la bonne marche du processus hormonal en général.

L'exercice aérobique serait même un antidépresseur aussi efficace que bien des médicaments modernes[108]. Non seulement l'exercice physique guérit d'un épisode de dépression, mais il aide aussi à les éviter[109]. La principale différence est que l'exercice agit plus lentement. Toutefois, quatre mois suffisent pour pleinement bénéficier de son effet thérapeutique sur la santé mentale[110].

L'exercice aérobique produit des endorphines, des hormones naturelles qui ressemblent à la morphine mais sans ses inconvénients. On en sent d'ailleurs les effets immédiatement après un exercice soutenu. Alors que l'accoutumance à la morphine rend graduellement insensible au plaisir, la sécrétion des endorphines augmente au contraire la sensibilité. Du coup, tous les petits plaisirs de la vie deviennent plus agréables[111] dont notamment la sexualité.

Quelle quantité d'exercice aérobique est requise pour profiter pleinement de tous ces bienfaits ?

***Il faut marcher au moins sept heures par semaine
ou faire tout autre activité complète[112]
qui maintient le rythme cardiaque entre 50 % et 70 %
de sa capacité ou encore brûle 2000 calories.***

Certains chercheurs[113] prétendent que seulement la moitié de cet objectif procurera des bienfaits substantiels, soit une diminution du taux de maladies cardiovasculaires de 30 %. Vous pouvez consulter à ce sujet le site web suivant du Surgeon General américain : http://www.cdc.gov/nccdphp/sgr/contents.htm.

On utilise la formule de *Karvonen* pour calculer le rythme cardiaque comme suit :

$$PE = (220 - A - PR) \times I + PR$$

Où   PE = Pouls à l'entraînement (battements par minute),
            A = Âge (en année),
            PR = Pouls au repos (en se réveillant le matin),
            I = Intensité d'entraînement recherchée (en %).

Par exemple, un individu de 40 ans qui a un pouls au repos de 65 et désire s'entraîner à 60 % de sa capacité maximale doit viser un rythme cardiaque de 134 battements par minute.

Ce n'est pas par hasard si moins de 0,1 % des hommes de la communauté Amish aux États-Unis souffrent d'obésité bien qu'ils mangent gras et sucré[114]. La religion leur interdit d'utiliser l'automobile. Donc, ils marchent beaucoup plus que le Nord-Américain moyen.

Ainsi donc, personne n'a d'excuse pour maintenir le niveau d'exercice minimal à la bonne marche du système hormonal. Aucun abonnement à un gymnase n'est requis ni aucun achat d'équipement sportif sinon une bonne paire de souliers. C'est un beau pied de nez à la société de consommation et en particulier à l'industrie qui capitalise sur les déboires pondéraux des gens.

Vous pouvez marcher en vous rendant au bureau, ce que les Européens font beaucoup plus souvent que les Nord-Américains à cause de la densité de population. Une demi-heure matin et soir suffit donc à rencontrer votre objectif. Vous pouvez atteindre le même objectif pendant la fin de semaine avec une randonnée pédestre d'une journée ou encore deux parties de golf (18 trous sans voiturette bien entendu). Hélas les heures passées à magasiner ne comptent pas à cause du piétinement sur place trop fréquent.

Cet objectif est réellement un minimum et non un idéal. En ajoutant une heure ou plus d'un exercice sollicitant 70 % à 80 % de la puissance cardiaque, vous tonifiez votre système cardiovasculaire et respiratoire tout en augmentant la grosseur et la force de votre cœur. Il suffit par exemple d'une bonne partie de tennis ou encore une heure de natation.

En hiver, le meilleur sport aérobique est probablement le ski de fond. Non seulement ce sport fait travailler tous les muscles du corps, mais en plus il est très doux pour les articulations. Le rythme peut facilement être dosé pour atteindre l'intensité cardiaque désirée. De plus, le froid brûle énormément de calories et permet au corps de produire un effort plus intense sans s'échauffer.

Les bienfaits de l'exercice anaérobique

Les calories brûlées lors d'un exercice aérobique proviennent de 50 % à 85 % des réserves de graisse du corps. Lors d'un exercice anaérobique, c'est moins de 15 %. La plupart des calories brûlées proviennent du glycogène donc de la réserve d'hydrates de carbone (glucides).

Par conséquent, l'exercice anaérobique, comme la musculation, ne brûle pas directement les graisses du corps. Par contre, elle a bien d'autres avantages :

- La musculation développe la force physique.

- La musculation tonifie les muscles et ainsi donne meilleure apparence au corps ; n'est-ce pas là l'une des principales raisons pour perdre son excédent de grasse ?

- La musculation augmente la masse musculaire qui à son tour augmente les besoins énergétiques du métabolisme de base ; ainsi on dépense plus de calories même au repos.

- La musculation stimule l'hormone de petite croissance surtout chez les sujets plus âgés (40 ans et plus) ; cette hormone augmente le facteur ß tout en ralentissant le processus de dégénérescence des tissus. En d'autres termes, vous pouvez manger plus sans engraisser et vous vieillissez plus lentement.

- Finalement, la musculation prévient l'ostéoporose ainsi que les maladies cardiovasculaires[115].

Pour toutes ces bonnes raisons,
il est recommandé de faire
au moins une heure de musculation par semaine
ou un autre exercice équivalent.

Les centres de conditionnement physique équipés d'appareils modernes sont tout indiqués pour éviter les blessures. Toutefois, il est possible d'en arriver au même résultat ou presque avec quelques haltères et exercices au sol (pompes, redressements assis, etc…) à la maison. Plusieurs autres sports impliquent la force physique comme la gymnastique, l'escalade, le ski alpin agressif et même certains types de yoga[116]. Il est donc possible de profiter des bénéfices de l'exercice anaérobique sans pour autant s'adonner systématiquement à la musculation.

Tout comme pour l'alimentation, la diversité est de mise dans l'exercice physique. L'idéal est de combiner les exercices aérobiques et anaérobiques et pourquoi pas aussi les exercices de souplesse. Ces derniers n'ont pas d'impact direct sur la ligne. Toutefois, ils préviennent les blessures sportives et permettent ainsi de toujours demeurer actif. En effet, une blessure sportive peut facilement entraîner une surcharge pondérale si la période de convalescence s'étire trop longtemps.

L'alimentation du sportif

Combien de fois a-t-on recommandé aux sportifs d'augmenter la part des glucides dans leur alimentation ? Pis encore, combien de fois a-t-on même recommandé de faire le plein de glucides avant un exercice intense ? Les fameuses tablettes et boissons énergisantes ne sont-elles pas après tout des concentrés glucidiques ?

Chassez ces idées saugrenues de votre esprit car rien n'est plus faux. Permettez-moi une dernière (promis !) comparaison d'ingénieur. Votre foie fonctionne comme une vieille pile au nickel-cadmium pour perceuse ou téléphone portatif. Si l'appareil est replacé sur son chargeur à batteries après chaque utilisation, la pile n'a jamais le temps de se décharger beaucoup et sa capacité à maintenir sa charge se détériore rapidement à cause de l'effet de mémoire. Après quelques mois, la pile est juste bonne pour les poubelles. Cette usure précoce peut être évitée en déchargeant la pile complètement de temps à autre.

Utilisez ce truc pendant le temps des fêtes. Faites au moins une journée de ski de fond entre Noël et le Jour de l'An. Vous aurez ainsi beaucoup moins de difficultés à vous empiffrer à nouveau le 31 décembre au soir.

En consommant des glucides avant ou pendant un exercice, le métabolisme en tire prioritairement l'énergie dont il a besoin sans puiser dans ses réserves de graisses. Vous perdez donc une partie des bénéfices de l'exercice. Par contre, en maintenant la glycémie basse ou en prolongeant un exercice pendant plusieurs heures, voire une journée, l'organisme est forcé de renverser le processus de stockage des graisses (phénomène de *lipolyse*). Ainsi la machine demeure rodée dans les deux directions : en lipogénèse et en lipolyse.

Toutefois, pour que le processus de lipolyse fonctionne, le métabolisme doit ménager ses réserves de glycogène. En effet, la combustion des lipides requiert la combustion en parallèle du glycogène. Il est donc déconseillé de débuter brutalement une longue randonnée à pied, à vélo ou en ski de fond ce qui pourrait épuiser prématurément les réserves de glycogène. Une période de réchauffement s'impose au début de chaque séance prolongée d'exercice. Cette période permet au corps au corps d'embrayer en « troisième vitesse » avant de s'engager sur l'autoroute.

Le Dr Barry Sears, Ph.D. en biochimie et auteur du best-seller « Enter the zone » a démontré par ses travaux qu'une alimentation riche en glucides nuisait à la performance sportive. Depuis dix ans, il a pris en charge l'alimentation de plusieurs athlètes olympiques aux États-Unis et les résultats ont été fulgurants. Pour ne citer que cet exemple, l'équipe de natation de l'Université de Stanford arrivait loin en arrière de celle de l'Université du Texas avant les jeux de Barcelone en 1992. Or, quelques mois avant les jeux, le Dr Sears a réduit considérablement la part des glucides de leur alimentation. Les résultats appartiennent maintenant à l'histoire : l'Université de Stanford a raflé huit médailles d'or en natation, loin devant les athlètes de l'Université du Texas demeurés accrocs aux glucides.

En conclusion, il faut éviter de manger au moins une heure avant un exercice aérobique ou pendant celui-ci.

Tel que mentionné plus tôt, vous pouvez manger immédiatement après et même vous permettre un glucide du groupe trois comme un gros sundae au chocolat et à la crème fouettée. La consommation d'un jus de fruits après un effort prolongé est même indiquée surtout s'il y a eu transpiration abondante. Le glucose et le fructose du jus aident à reconstituer les réserves de glycogène respectivement des muscles et du foie alors que les électrolytes préviennent la carence de certains micro-éléments.

Si vous organisez une sortie en plein air, prévoyez un pique-nique à base de protéines et lipides donc de fromages durs, noix et charcuteries comme les montagnards des alpes. Ces aliments procurent le plus d'énergie au poids et au volume. De plus, ils tolèrent mieux les chocs thermiques et mécaniques des sacs à dos. Évitez les déjeuners hyper-glucidiques comme les crêpes ou le pain doré. La montée d'insuline subséquente limitera la capacité de votre organisme à puiser dans ses réserves de graisses. En d'autres termes, vous serez en panne d'énergie. Un déjeuner composé d'œufs, fromage et/ou fèves au lard sera beaucoup plus adéquat pour vous soutenir toute la journée.

Dans mon cas, je pratique l'escalade de rocher et parfois je ne mange pas pendant dix heures consécutives. Pourtant j'ai besoin de toutes mes ressources physiques car sur une paroi verticale de 400 mètres, ma vie en dépend. Je n'ai pas gâté mon organisme en mangeant à des heures fixes. C'est pourquoi la faim ne m'importune que rarement et c'est tant mieux ainsi.

Toutefois, je connais des grimpeurs qui ne peuvent passer plus de deux heures sans grignoter, sans quoi leur concentration diminue dramatiquement. Advenant une situation d'urgence où ils devraient passer plus d'une journée sans se nourrir, ils seraient bien mal en point.

Bien sûr, il est prudent en haute montagne d'apporter une source de glucide rapide afin de prévenir une panne de glycogène en situation d'urgence. Le glycogène sert d'allume-feu aux lipides. Une pénurie de glycogène met donc fin à la lipolyse. Toutefois, la consommation d'un tel glucide d'urgence doit demeurer exceptionnelle afin d'entraîner l'organisme à se bâtir des réserves de glycogènes toujours plus importantes.

9

Les maladies

Le cancer

Le cancer est la deuxième plus importante cause de mortalité. Pourtant l'efficacité des médicaments contre le cancer laisse encore à désirer même après plus de 30 ans de recherche médicale assidue.

Les dernières recherches portent à croire qu'un excédent de radicaux libres dans le corps cause le cancer. Les radicaux libres sont essentiellement des molécules dont il manque un électron sur l'orbitale externe d'un ou plusieurs de ses atomes. La molécule est donc instable (durée de vie de l'ordre de la microseconde) et cherche à réagir avec une autre molécule. Les radicaux libres interviennent dans plusieurs processus métaboliques. Ils servent notamment à détruire les microbes pathogènes. Tout comme le cholestérol, ils sont donc essentiels à la survie. Toutefois, lorsqu'il y a excès de radicaux libres, ces derniers endommagent les tissus du corps en oxydant leurs cellules. Par exemple, l'oxydation du cholestérol LDL mène à l'athérosclérose. L'oxydation des cellules d'ADN modifie le message génétique et cause le cancer.

Qu'est-ce qui cause un excès de radicaux libres dans le sang? Essentiellement les facteurs cancérigènes sont d'origine exogène comme la pollution et le tabagisme ou bien endogène comme l'alimentation et les défauts génétiques.

N'en déplaise à certains, la principale cause du cancer est le tabagisme. De fait, la quantité des décès dus au tabagisme (surtout la cigarette) est supérieure à la somme des fatalités dues à l'alcoolisme, à la drogue, au SIDA, aux accidents de la route, aux suicides et aux homicides tous réunis. C'est pourquoi je tolère mal un fumeur décrier l'effet cancérigène des pesticides, des saveurs artificielles ou encore des lignes de haute tension. Ces dernières causes de cancer sont infinitésimales comparées au tabagisme.

Outre le tabagisme, la mauvaise alimentation est le facteur cancérigène le plus important qu'un individu puisse changer. L'excès de radicaux libres proviendrait essentiellement d'un déséquilibre hormonal. Ainsi les mêmes recommandations dans ce livre qui permettent de rester mince préviennent à la fois l'incidence du cancer.

Au chapitre trois, nous avons vu plusieurs facteurs pouvant déséquilibrer le ratio entre les hormones vasodilatatrices et vaso-constrictrices. Ces mêmes facteurs augmentent les risques de cancer :

- Excès d'acides gras omega-6 (huile de carthame, de tournesol, de maïs, de soya) ;

- Carence d'acides gras omega-3 AEP (saumon, thon, sardine, maquereau, espadon, hareng, morue) ;

- Excès d'acides gras omega-3 ALA (Noix et huile de lin) ;

- Excès de glucides
  (en particulier à index glycémique élevé) ;

- Excès d'alcool.

La diversification de l'alimentation prévient donc l'incidence du cancer en maintenant l'équilibre hormonal et conséquemment l'efficacité du système immunitaire.

Polyphénols	Vin rouge, chocolat, champignons, huile d'olive, thé vert, piments forts, raisin, oignon, légumineuses, baies, …
Vitamine A / Bêta-carotène	Courgette, patate douce, poivron rouge, cerise, épinards cuits, melons, abricots, laitue, papaye, avocat, cantaloup, mangue, pêche, carotte, pruneau, prune, citrouille, …
Vitamine B3	Arachide, thon, veau, lapin, dinde, poulet, saumon…
Vitamine B6	Moules, noix, thon, dinde, truite, saumon…
Vitamine C	Cassis, persil, goyave, poivrons, choux de Bruxelles, kiwis, brocolis, fraises, agrumes, papaye, melons, cresson, chou-fleur…
Vitamine E	Germes de céréales, graine de tournesol, noisette, amande, patate douce, beurre d'arachide, huile d'olive,
Sélénium	Abats (surtout les rognons), orge, fruits de mer, poisson, viande rouge, noix du Brésil
Zinc	Huître, foie, noix, morue, haricots rouges, dinde…

TABLEAU 10

Par ailleurs, certains aliments contiennent des antioxydants, des substances qui neutralisent les radicaux libres excédentaires (voir tableau 10). Il s'agit notamment des polyphénols, de la vitamine C, de la bêta-carotène, et de la vitamine E. Certaines enzymes jouent également un rôle préventif important comme la vitamine B3, la vitamine B6, le zinc, et le sélénium. Les aliments riches en fibres (surtout insolubles ; voir groupe 1 du tableau 6) préviennent aussi le cancer, en particulier le cancer du côlon car les fibres aident à évacuer plus rapidement les toxines du corps. Tous ces aliments devraient donc faire partie intégrante de votre menu mensuel.

D'autres aliments contiennent des substances carrément cancéri-gènes comme les aromates (essences artificielles), certains agents de conservation (ex : nitrites), et colorants artificiels, les acides gras trans (huile végétale hydrogénée, shortening d'huile végétale, huile végétale modifiée, margarine), mais aussi la cire dont on enrobe les fruits pour les rendre plus attrayants. Lisez bien les ingrédients des aliments industriels que vous achetez. Ils sont souvent la deuxième cause de cancer après la cigarette.

En plus de faire engraisser et d'être moins savoureuse, la viande trop cuite favorise la formation d'*amines aromatiques hétéro-cycliques,* des substances cancérigènes. Il en est de même pour le poisson. De plus, les féculents frits à haute température comme les chips, frites et céréales commerciales développent de l'*acry-lamide,* une substance encore plus cancérigène.

Après l'abandon du tabagisme, adopter l'alimentation néopaléolithique est la meilleure action pour se prémunir contre le cancer.

Un individu qui s'alimente bien n'a pas besoin non plus de sup-pléments de micro-éléments (sauf peut-être la vitamine E). Par contre, un fumeur a tout intérêt à se gaver d'antioxydants. Cela ne le sauvera pas, mais le gardera en vie quelques années de plus. Évidemment la meilleure alimentation ne saurait compenser les méfaits du tabagisme.

L'artériosclérose et les cardiopathies

Les maladies du cœur sont la principale cause de décès en Amérique du Nord. Elles méritent donc une attention particulière.

D'abord, révisons quelques notions de mécaniques vasculaires. Avec le temps, des lipides peuvent s'accumuler sur les parois intérieures des artères et diminuer progressivement la section disponible au passage de sang, un peu à l'instar du calcaire qui s'accumule dans la tuyauterie de métal des vielles maisons. Ainsi la résistance au passage du sang augmente et le cœur doit travailler plus fort pour pomper le même débit. C'est ce qu'on appelle l'artériosclérose. Cette situation se traduit par l'hypertension, soit une augmentation de la pression systolique (à la sortie du cœur).

Parfois un morceau de lipide (caillot) se détache de la paroi artérielle souvent à cause d'une pression trop haute et bloque un passage plus étroit en aval de l'artère. Les conséquences sont multiples allant de l'infarctus du myocarde à l'accident vasculaire cérébral. Bref, le symptôme de la haute pression est de très mauvais augure.

Depuis longtemps, on soupçonne que l'hypertension et les maladies du cœur sont dues notamment à une mauvaise alimentation. Bien qu'il n'y ait toujours pas de consensus définitif dans la communauté scientifique sur les aliments en cause, les lipides et le cholestérol ont été rapidement pointés du doigt. C'est pourquoi, la chasse au cholestérol a presque atteint l'hystérie collective à une certaine époque. Il y a donc lieu de rétablir les faits sur le cholestérol.

Contrairement à la croyance populaire, le cholestérol n'est pas une substance toxique pour l'organisme mais plutôt une substance essentielle à la vie. Comme nous l'avons vu plus tôt, le cholestérol sert notamment de véhicule métabolique à plusieurs hormones vitales. Seul son excès est pathogène.

Ensuite, plus de 80 % du cholestérol sanguin est synthétisé par le métabolisme lui-même. Autrement dit, la contribution du cholestérol provenant des aliments consommés ne compte que pour la différence soit environ 20 %. En plus, aucune étude n'a encore démontré qu'une consommation accrue de cholestérol augmente le cholestérol sanguin, tout autre variable étant égale par ailleurs.

D'ailleurs, à l'époque paléolithique, l'homme consommait facilement 480mg de cholestérol alimentaire par jour et pourtant son niveau de cholestérol sanguin était inférieur à l'Américain moyen (125mg/dL ou 3,2 mmol/l)[117]. Le facteur principal demeure la propension d'un aliment à induire la synthèse du cholestérol par le métabolisme. Or, les aliments qui génèrent le plus de cholestérol sont d'origine végétale et ne contiennent donc aucun cholestérol. Il s'agit des acides gras trans.

Quand certains manufacturiers vantent fièrement leurs chips et margarine de ne contenir aucun cholestérol, ils font preuve d'une répugnante hypocrisie. Bien que ces produits ne contiennent effectivement pas de cholestérol, ils contiennent des gras trans qui sont les principales substances responsables de l'hypercholestérolémie. Les gouvernements devraient interdire une telle publicité qui désinforme sciemment la population quant aux facteurs de risque liés à la consommation de la malbouffe.

Ensuite il y a un bon (HDL) et un mauvais cholestérol (LDL). Il y a même un très mauvais cholestérol (VLDL). De récentes recherches[118][119] ont maintenant démontré que seul le ratio du cholestérol total (TC) sur le HDL est corrélé avec l'incidence de cardiopathies. Autrement dit, la valeur absolue du LDL n'aurait aucune importance. Pour couronner le tout, il existerait maintenant deux types de LDL, un bon et un mauvais.

Donc tout excès de cholestérol n'est pas mauvais. De fait, plus le HDL est élevé, meilleure se porte la santé. Les habitants de l'Ile de Chypre qui ont l'incidence de maladies du cœur la plus faible au monde affichent en même temps des taux de cholestérols très élevés.

Tout comme pour le cholestérol, nous avons vu dans les chapitres antérieurs qu'un certain pourcentage de gras est nécessaire à la survie. Encore une fois, c'est l'excès de gras qui est pathogène.

Nous avons vu aussi que le métabolisme fabrique ses propres lipides à partir de glucides. D'ailleurs une consommation excessive de glucides mène à une production excessive de lipides. En revanche, le gras alimentaire n'a que peu d'incidence sur la surcharge pondérale.

En fait, les facteurs alimentaires les plus déterminants des cardiopathies sont les excès de triglycérides et de radicaux libres. Ces derniers oxydent le cholestérol LDL qui forme alors l'athérome en collant aux parois artérielles.

Malheureusement, il existe toujours un délai de quelques années entre le moment où des études scientifiques sont publiées et celui où leurs recommandations seront intégrées aux directives des professionnels de la santé. C'est pourquoi, malgré les conclusions sans équivoque des études précitées, médecins et diététistes prescrivent encore aujourd'hui aux patients souffrant de haute pression, d'artériosclérose ou d'hypercholestérolémie des régimes riches en glucides et faibles en matières grasses. De plus, les huiles végétales (omega-6) sont encouragées comme source de gras. Selon cette logique, on encourage même la substitution du beurre par la margarine. Consultez maintenant le tableau 11 et tirez vos propres conclusions sur le bien-fondé de ces recommandations.

Un régime faible en matières grasses en général diminue le bon cholestérol (HDL), mais n'a que peu d'impact sur le mauvais cholestérol[120]. Or, un faible HDL est directement corrélé avec une plus grande incidence de crises cardiaques. En plus, un régime riche en glucides augmente le taux de triglycérides de façon draconienne. Finalement, la glycémie élevée qu'entraîne un régime riche en glucides finit à la longue par réagir avec les protéines pour former des substances toxiques qui ont notamment la fâcheuse conséquence de durcir les artères[121]. En adoptant un tel régime, les patients souffrant de cardiopathies ont probablement devancé l'heure de leur mort.

Aliments	VLDL	LDL	HDL	TC/HDL	Triglycérides
Glucides	↑	↓	↓	?	↑↑
Gras trans	?	↑	↓	↑↑	-
Gras saturés	-	↑	↑	↑	-
Gras omega-3	↓	-	-	↓	↓
Gras omega-6	-	↓	↓	?	-
Gras omega-9	↑	↓	↑	↓↓	-

TABLEAU 11

Médecins et diététistes accusent allégrement les gras saturés d'augmenter le LDL et conséquemment les risques de maladies cardiaques. Une récente méta-analyse[122] revoit les principales études sur le sujet publiées depuis 1936 et conclue qu'il n'y a plus de relation de cause à effet après avoir isolé les autres facteurs de risques. Donc, attendez-vous à ce que les spécialistes de la santé ajustent leur message en conséquence d'ici quelques années.

Les végétariens accusent la consommation de viande de produire un acide aminé appelé méthionine qui a son tour produit de l'homocystéine, une substance reliée à une plus grande incidence de cardiopathies. Or la présence d'*homocystéine* est seulement corrélée aux cardiopathies en présence d'une carence en folates (vitamine B9). Une alimentation équilibrée, composée à la fois de viandes et de glucides du groupe 1 (voir tableau 6) riches en folates n'augmente pas l'incidence de maladies cardiaques.

Les pays où l'incidence de maladies cardiaques est la plus basse coïncident avec ceux où la consommation de lipides est la plus élevée. Il est donc aberrant de continuer à prescrire une alimentation faible en matières grasses. D'ailleurs, le Dr Reaven de l'Université de Stanford est un des chercheurs les plus avancés au monde au sujet de l'impact de l'alimentation sur les maladies cardiaques. Or, ses recommandations de consommation de lipides sont parmi les plus élevées (voir tableau 12).

Le fameux régime méditerranéen qui protège contre les maladies du cœur est riche en poisson de mer, en huile d'olive, en ail et en… vin rouge. La science a démontré par la suite que ce sont les acides gras omega-3, la vitamine E et les polyphénols contenus dans ces aliments qui procurent ces effets bénéfiques. L'huile d'olive prévient notamment l'oxydation des LDL.

Outre le cancer, un excès de radicaux libres entraîne aussi l'artériosclérose. Les mêmes recommandations alimentaires qui prévalent pour prévenir le cancer s'appliquent donc également ici. Les aliments recherchés sont donc ceux contenant des antioxydants (polyphénols, bêta-carotène, vitamine C et vitamine E), certaines enzymes (vitamine B3 et B6, zinc et le magnésium) et des fibres (groupe 1 du tableau des glucides).

Tout comme pour le cancer, la cigarette est une cause majeure de cardiopathies. D'ailleurs, le tabagisme réduit le taux de bon cholestérol (HDL) de 15 % à 20 %[123]. Le stress professionnel en est également un autre. Par contre, l'alcool, consommé avec modération, a un effet bénéfique en élevant le HDL[124] et en prévenant l'oxydation du LDL. L'exercice aérobique élève également le HDL[125]. Les diètes hypocaloriques tout comme l'excès de gras corporel abaissent significativement le bon cholestérol[126]. Voici donc une autre preuve que ces diètes ne sont pas recommandables pour les gens qui font de l'embonpoint. Finalement, certains aliments ont un rôle thérapeutique et abaissent le mauvais cholestérol (LDL), comme les champignons pleurotes.

Afin de prévenir les maladies cardiaques, les objectifs suivant doivent être visés :

- Un ratio de cholestérol total sur le bon cholestérol (TC/HDL) inférieur à 4,5 ;

- Un taux de triglycérides inférieur à 120 mg/dl (1,3 mmol/l).

Comme je le mentionnais dans l'avant-propos de ce livre, l'approche très statistique des professionnels de la santé nuit parfois à leur compréhension des mécanismes du corps humain. L'interprétation historique des taux de cholestérol sur la santé cardiovasculaire en est un exemple notoire. Comme le TC (cholestérol total) est généralement corrélé avec le ratio TC/HDL et que ce dernier est fortement corrélé avec le risque cardiovasculaire, les chercheurs ont d'abord cru que le régime alimentaire idéal devait viser à réduire le taux de cholestérol dans le sang. Or, les plus récentes études sur le sujet ont démontré que seul le ratio TC/HDL compte réellement et ce, indépendamment du TC. Ainsi le risque cardiovasculaire est tout aussi élevé avec un ratio TC/HDL élevé et un TC bas.

Cette erreur d'interprétation des résultats statistiques peut s'illustrer par un exemple pratique et facile à comprendre. Il existe une corrélation entre la couleur rouge des automobiles et le goût pour la vitesse des automobilistes. Il existe aussi une corrélation entre la vitesse et les risques d'accident. Bien entendu, il ne faut pas espérer réduire ce risque en changeant la couleur des automobiles. Pourtant, c'est bel et bien ce que les spécialistes de la santé ont tenté de faire en diminuant le TC pour minimiser le risque cardiovasculaire.

***En définitive, une bonne hygiène de vie combinée
avec une bonne alimentation et le bon niveau
d'activité physique demeurent la meilleure police
d'assurance contre les cardiopathies.***

De plus, le régime de vie néopaléolithique convient parfaitement aux gens à risque de cardiopathies. Une étude a démontré que les patients qui suivent un régime de type méditerranéen avaient jusqu'à 76 % moins de chance de mourir au cours des deux ans suivant leur infarctus que ceux qui adhéraient aux recommandations de l'American Heart Association[127].

Le régime néopaléolithique est compatible avec le régime méditerranéen. Toutefois, il faut réduire les gras saturés en remplaçant notamment la viande rouge par du poisson gras de mer et la crème par de l'huile d'olive. Une fois que les taux de cholestérols et triglycérides sont rétablis et à condition qu'ils soient maintenus sous les seuils maximums, les gras saturés peuvent alors être réintroduits progressivement dans l'alimentation. Un patient sous médication peut même envisager réduire sa dose, mais toujours avec l'assentiment de son médecin.

Les diabètes

Ne sautez pas ce chapitre sous prétexte que vous n'êtes pas diabétique. Peut-être souffrez-vous de diabète sans le savoir ? Il existe une forme plus insidieuse et plus répandue de la maladie qu'on appelle diabète du type 2. Bien souvent, l'embonpoint qui apparaît dans la quarantaine est une conséquence de ce diabète, surtout chez les hommes. Cet embonpoint se reconnaît par une accumulation de gras autour de l'abdomen au lieu d'être réparti uniformément sur le corps. Avant d'expliquer comment prévenir ou même guérir cette situation, revoyons d'abord le mécanisme par lequel l'insuline régule le sucre dans le sang.

Quand une personne en santé avale du sucre ou des aliments qui sont transformés en sucre par la digestion, comme le pain, les pommes de terre, les pâtes, le riz... le pancréas, qui est un organe situé dans l'abdomen en arrière de l'estomac, fabrique immédiatement de l'insuline pour permettre l'utilisation de ce sucre et éviter qu'il ne reste trop longtemps dans le sang. En dehors des repas, et pendant la nuit, le pancréas continue de fabriquer de l'insuline, mais de façon beaucoup moins importante.

Pendant la digestion, le sucre est mis en réserve au niveau du foie et des muscles. Cette réserve est appelée glycogène. Il s'agit d'un assemblage de sucre. Cette mise en réserve est favorisée par l'élévation de l'insuline. En dehors des repas, le sucre nécessaire au fonctionnement des cellules de l'organisme est fourni par le glycogène du foie dont la quantité diminue. Cette libération de sucre à partir du glycogène est favorisée par une autre hormone qui joue un rôle opposé : le glucagon.

Au repas suivant, la réserve en glycogène est reconstituée. L'insuline permet donc la mise en réserve du sucre dans le foie et les muscles à la suite d'un repas. Mais elle a aussi un rôle au niveau de toutes les cellules du corps : sa présence est nécessaire pour que le sucre puisse entrer dans les cellules.

Si le pancréas fabrique de l'insuline en quantité normale, le sucre peut entrer normalement dans les cellules et la glycémie est normale. Si, par contre, le pancréas ne fabrique plus assez d'insuline, ou si les cellules sont moins sensibles à l'insuline, le sucre n'est plus métabolisé adéquatement et s'élève de façon anormale dans le sang :

Il existe donc deux sortes de diabètes :

- **Le diabète classique ou de type 1** (appelé aussi diabète maigre) : Cette maladie consiste en un dysfonctionnement du pancréas et ses symptômes apparaissent dès l'enfance ;

- **Le diabète de type 2** (appelé aussi diabète gras) : Cette maladie consiste en une résistance des cellules du corps à l'action de l'insuline, phénomène qu'on appelle *insulinorésistance.* Ses symptômes apparaissent plus tard à l'âge adulte.

Les personnes atteintes de diabète classique doivent s'injecter de l'insuline quotidiennement et surveiller de près leur alimentation. D'ailleurs, l'alimentation néopaléolithique préconisée dans ce livre leur convient parfaitement. En plus, elle leur permet de profiter davantage des plaisirs de la table malgré leur état de santé.

Chez les personnes atteintes de diabète de type 2, le pancréas compense généralement l'insulinorésistance en produisant plus d'insuline si bien que l'injection d'insuline n'est généralement pas nécessaire. Toutefois, elle peut le devenir avec le temps. Aussi le diabète de type 2 entraîne avec le temps non seulement l'obésité androïde (voir profil insuline au chapitre 3), mais aussi de graves problèmes de santé.

Plus le pancréas produit d'insuline, plus les cellules développent de l'insulinorésistance. Il s'établit alors un cercle vicieux. Comme nous l'avons vu au chapitre 4, cet excès d'insuline perturbe l'équilibre naturel des hormones avec toutes les conséquences que nous connaissons dont l'hypertension.

De plus, l'insulinorésistance entraîne une glycémie élevée qui entraîne à son tour la production d'hémoglobine glycosylée. Cette dernière est un facteur important d'athérosclérose qui est la principale cause de mortalité.

Nous avons vu au chapitre 4 comment les aliments à index glycémique élevé en perturbant le fonctionnement de l'insuline causent les symptômes de l'hypoglycémie (manque d'énergie) et de l'hyperglycémie (embonpoint). Ce mécanisme n'a que peu évolué depuis l'époque paléolithique, période pendant laquelle ces aliments modernes n'existaient pas. C'est pourquoi, ces aliments détraquent nos mécanismes naturels de digestion.

Les aliments à index glycémique élevé ont un autre effet pernicieux sur l'organisme. En provoquant des pointes d'insuline à répétition, ils développent progressivement l'insulinorésistance des cellules de l'organisme, ce qui constitue le diabète de type 2.

D'autres facteurs alimentaires déterminent l'insulinorésistance. Une alimentation trop riche en glucides comme celle préconisée par les végétariens ou par le Dr Ornish causera un effet similaire même si elle ne contient que peu d'aliments à index glycémique élevé. On parle alors de charge glycémique élevée.

Les gras trans et la caféine sont deux autres facteurs importants qui favorisent l'insulinorésistance. Des aliments comme les chips qui contiennent à la fois glucides à index glycémique élevé, gras trans et sel sont donc à proscrire totalement chez les gens qui font du ventre. L'action combinée de ces trois poisons sur les artères est dévastatrice.

Des facteurs non alimentaires déterminent également l'insulinoré-sistance. Les plus importants sont l'embonpoint et le manque d'exercice physique. Les recommandations du chapitre 8 permettent d'augmenter la masse musculaire. Or les muscles sont un important réservoir de glycogène. Ainsi plus la masse musculaire est importante, plus l'action de l'insuline est efficace. Le pancréas n'a donc pas à produire d'aussi grandes quantités d'insuline, ce qui diminue les risques de développement de l'insulinorésistance. D'ailleurs plusieurs études ont confirmé que l'exercice physique réduit le tour de taille donc le type d'obésité liée au diabète de type 2[128].

Le tabagisme fait bien mauvais ménage avec le diabète de type 2. En effet, la cigarette est la plus importante source de radicaux libres. Ces derniers s'attaquent alors aux parois internes des artères, les durcit et les rend encore plus adhésives aux lipoprotéines qui circulent dans le sang. Il s'agit d'un raccourci vers l'athérosclérose.

En résumé : les principaux facteurs déterminant le diabète de type 2 sont les glucides des groupes 3 et 4, les gras trans, la caféine, le manque d'exercice et l'embonpoint.

Vous voulez mourir jeune ? Alors faites peu d'exercices, mangez des chips, buvez beaucoup de café et fumez. La combinaison de ces facteurs vous détruira les artères de façon irréversible et vous propulsera vers votre tombe. Par ailleurs, le meilleur moyen d'éviter le diabète de type 2 et ses conséquences néfastes sur la santé est de suivre les recommandations de ce livre.

Les infections

Avez-vous déjà remarqué dans votre entourage que certaines personnes attrapent tous les virus ou autres agents infectieux qui courent alors que certaines autres semblent immunisées ? Avez-vous également observé qu'une même personne peut connaître de longues périodes de vulnérabilité aux infections, puis passer plusieurs années sans vivre un seul rhume ? Nous disons couramment que certains ont la chance d'avoir un meilleur système immunitaire que d'autres. Si l'hérédité, la grossesse et la période d'allaitement influencent grandement le système immunitaire d'un enfant, l'adulte peut fortement réduire sa propension aux maladies infectieuses en adoptant un sain régime de vie. Or l'alimentation est une composante essentielle de ce régime.

La force du système immunitaire dépend étroitement de l'équilibre hormonal, en particulier des eicosanoïdes[129]. Le Dr Barry Sears a établi un lien étroit entre le déséquilibre hormonal et les maladies auto-immunes comme l'arthrite et la sclérose en plaques. En fait, les hormones eicosanoïdes peuvent être des anti-inflammatoires aussi puissants que les corticostéroïdes, mais sans les effets secondaires de ces derniers. L'équilibre eicosanoïdal détermine même la capacité de votre système immunitaire à lutter contre la prolifération des virus pathogènes[130]. Le Dr Sears a même démontré qu'une alimentation équilibrée prolonge la vie des sidéens.

Le meilleur moyen de rester en santé et résister aux microorganismes pathogènes est donc de veiller à maintenir son équilibre hormonal. Autrement dit, la même méthode que je préconise pour atteindre un poids santé sert également à prévenir la maladie. C'est d'une pierre, deux coups.

Je vous réfère à nouveau à la figure 2 du chapitre 3.

Les trois principaux ennemis de la santé sont : le tabagisme, la malnutrition et le manque d'exercice physique.

Maintenant observez de près les gens autour de vous qui sont malades et ceux qui ne le sont pas. Dans 95 % des cas, ces trois facteurs font la différence. Bien des gens se plaignent d'être continuellement malades. Or ils sont souvent fumeurs, mangeurs de malbouffe, non-sportifs ou les trois à la fois. Faut-il vraiment s'étonner de leur état de santé ? Toutefois, la question de la nutrition est plus délicate. Plusieurs personnes sont pleines de bonnes intentions et suivent religieusement les recommandations maintenant désuètes du Guide alimentaire canadien. Elles se privent ainsi de plusieurs aliments à la fois sains et succulents et se gavent par ailleurs d'aliments malsains et insipides. En écrivant ce livre, je voulais remettre les pendules à l'heure à l'aide des plus récentes découvertes scientifiques.

En adoptant les recommandations de ce livre, vous serez agréablement surpris de constater que plusieurs de ces petits maux que vous preniez pour acquis disparaîtront. Quand vous aurez goûté à ce nouvel état de santé, vous ne voudrez plus faire marche arrière. De fait, vous vous demanderez même comment vous avez pu endurer ces malaises pendant si longtemps.

Les mythes alimentaires

Les barres et boissons énergisantes

La barre tendre représente sûrement l'objet fétiche de la mode *Granola*. Pourtant, elle est constituée le plus souvent de glucides hautement concentrés tout comme la boisson énergisante. Vous aurez donc deviné qu'elles sont toutes deux à proscrire. Le seul moment où elles peuvent être consommées sans trop de dommages hormonaux est immédiatement après une séance d'exercice intense. Il faut surtout éviter de les consommer avant ou pendant la séance d'exercice.

Si vous partez pour une longue expédition en plein air, il est recommandé d'apporter une source d'énergie alimentaire pour parer aux imprévus. Je conseille alors des aliments similaires à ceux des montagnards en Europe, c'est-à-dire des saucissons secs et des fromages durs. Ces aliments sont très gras et possèdent ainsi la plus grande densité calorique. De plus, ils évitent le coup de pompe insulinémique des sucres.

Il faut éviter de toujours consommer des glucides, en particulier des boissons sucrées pendant un exercice physique. Le cas échéant, le corps puise l'énergie nécessaire pour alimenter les muscles directement dans ses sucres au lieu de ses réserves de graisses. Il développe ainsi une paresse à renverser le mécanisme de stockage des graisses.

Certaines barres ont un ratio glucide-protide-lipide équilibré et, par conséquent, ne présentent pas les inconvénients ci-dessus mentionnés. Elles sont fabriquées par des manufacturiers spécialisés et coûtent un peu plus cher.

Certaines boissons énergisantes contiennent des électrolytes et peu de sucre. Elles sont isotoniques ou encore légèrement hypertoniques. Ces boissons sont utiles à la suite d'une grande déshydratation causée par une chaleur intense, un exercice intense ou encore une gastro-entérite. Elles préviennent la déminéralisation du corps suite à une grande consommation d'eau.

L'eau est source de vie et il est primordial d'en consommer plusieurs verres par jour afin d'assurer l'élimination des toxines via les reins. Par contre, un excès délibéré d'eau peut être nocif, voire fatal. En effet, une trop grande consommation d'eau peut lessiver les sels minéraux de l'organisme et sérieusement perturber son fonctionnement.

Tout ce qui est pur n'est pas forcément bon. C'est notamment le cas de l'eau. Il ne faut jamais boire d'eau distillée ou déminéralisée sauf sous la supervision d'un médecin. Le phénomène de déminéralisation du corps se produit alors encore plus rapidement.

Comment savoir quelle quantité d'eau boire ? Il suffit de boire à sa soif ou un peu plus. Cette règle fonctionne bien dans la plupart des cas. Par contre, il existe des situations où il est préférable de s'hydrater de façon préventive. C'est notamment le cas lors de grande canicule, d'effort physique intense, d'exposition prolongée au soleil ou encore de séjour en haute altitude.

Les jeûnes et les collations

Depuis des siècles, voire des millénaires, le jeûne tout comme le végétarisme a toujours convoité l'imagination humaine. Le jeûne joue même un rôle spirituel au sein de plusieurs religions. Bien sûr, cette idée farfelue n'effleure pas l'esprit des animaux ou des hommes qui luttent pour leur survie.

Les adeptes de jeûnes suivent un rituel religieux sans se questionner ou croient à tort purifier leur corps ou encore sont aux prises avec un désordre psychologique similaire à celui de l'anorexie. Dans ce dernier cas, les psychiatres expliquent que le jeûne ou l'anorexie sont des façons de prendre le contrôle sur son corps.

La théorie voulant que le jeûne purge le corps de ses toxines n'a aucun fondement scientifique. Dans les faits, c'est tout le contraire. La meilleure manière d'évacuer les toxines est de gaver les intestins de fibres alimentaires et la vessie d'eau. Plus le bol fécal est petit, ce qui est naturellement le cas pendant un jeûne, plus l'intestin prend du temps à évacuer ses selles et plus longtemps les toxines contenues dans ces dernières demeurent dans l'organisme. De la même manière, les reins fonctionnent bien mieux s'ils ont beaucoup d'eau à évacuer.

Les gens soucieux d'éliminer leurs toxines devraient donc s'assurer de boire suffisamment d'eau et de manger suffisamment de légumes riches en fibres alimentaires (voir groupe 1 du tableau des glucides).

Les jeûnes ont deux fâcheuses conséquences. D'abord, ils abaissent le facteur ß, augmentant ainsi le pourcentage de gras corporel. Le corps interprète ces jeûnes comme des périodes de famines et se constitue donc des réserves de graisse plus abondantes pour y faire face la prochaine fois.

Ensuite, le corps pigera les calories manquantes pour assurer le fonctionnement des organes vitaux directement dans la masse musculaire. Hélas, chaque cellule musculaire ainsi digérée ne reviendra jamais. La conséquence est une masse musculaire plus faible, donc une silhouette moins esthétique et une plus grande propension à engraisser puisque le métabolisme de base est réduit.

Un jeûne d'une seule semaine peut donc anéantir les fruits de plusieurs mois, voire d'années de musculation. Tout ça pour une théorie boiteuse sur les toxines. Le jeu en vaut-il la chandelle ?

Si le jeûne consiste à sauter un ou plusieurs repas, le concept de la collation en est tout l'opposé. Il s'agit maintenant de manger plus de trois repas par jour. Tout comme le grignotage, cette pratique est contre-indiquée.

Un corps humain en santé est pourvu de mécanismes de réserve lui permettant de fonctionner normalement entre les repas sans collation, ni grignotage. Or les collations régulières rendent paresseux ces mécanismes naturels au point de devenir inopérants. C'est créer l'environnement idéal pour que s'installe le cercle vicieux du grignotage. Plus l'autonomie du corps se détériore, plus la fréquence du grignotage s'accroît et ainsi de suite.

Le besoin de collation est souvent lié à l'hypoglycémie, qui à son tour est liée à une alimentation trop riche en glucides et particulièrement en mauvais glucides. Lorsqu'une baisse de la glycémie sanguine se produit en fin d'avant-midi ou d'après-midi, la collation vient alors à la rescousse avec une nouvelle dose de glucose. Malheureusement, cet apport de glucose ne fait qu'aggraver le cercle vicieux.

Pour échapper à ce cercle vicieux, il faut d'abord commencer par corriger son alimentation en suivant les recommandations de ce livre. Déjà les baisses d'énergie ou de concentration entre les repas se feront rarissimes. Toutefois, si elles se produisent toujours, en particulier dans les premiers temps, autorisez-vous une collation lipidoprotéique. Sinon choisissez un glucide riche en fibres solubles. Les dommages seront ainsi minimisés.

Les pires collations sont constituées de glucides à index glycémique élevé. Si elles sont accompagnées d'un café ou d'un cola, le pic glycémique est encore plus prononcé. En y ajoutant une cigarette, le coup de pompe est encore plus fort.

La mode actuelle préconise la collation chez les élèves du primaire. L'autonomie alimentaire des jeunes enfants est évidemment plus courte que celle des adultes. De plus, l'hypoglycémie chez l'enfant peut entraîner une baisse de la performance scolaire. Donc si votre enfant est déjà prisonnier du cercle vicieux de l'hypoglycémie, aussi bien continuer l'habitude des collations pour ne pas nuire à sa concentration. Néanmoins, si votre enfant ne souffre pas encore d'hypoglycémie, ne le poussez pas inutilement dans le cercle vicieux.

De plus, si votre enfant affiche un poids bien inférieur à la courbe normale de croissance mais que sa taille est normale, il devient urgent de couper le grignotage. La paresse des mécanismes de stockage que je décrivais plutôt se produit fort probablement chez votre enfant, ce qui nuit au processus naturel de croissance.

Le même phénomène se produit aussi chez les nourrissons et très jeunes enfants. Ceux qui dorment avec leur biberon ou encore le trimbalent à longueur de journée développent parfois de l'anémie car leur système digestif accuse un retard de maturité. Il est donc important d'opérer le sevrage au moment opportun.

En définitive, mangez trois repas par jour, pas plus, pas moins. Vous vous en porterez mieux.

L'alimentation cacher

L'alimentation casher se distingue notamment par l'interdiction de consommer du porc ou des fruits de mer et de combiner un produit laitier avec de la viande au cours d'un même repas. L'alimentation casher n'est ni bénéfique, ni préjudiciable à la santé.

La religion juive a probablement interdit le porc parce que sa consommation était autrefois risquée pour la santé. La consommation de côtelettes de porc avariées apparaît aujourd'hui comme la cause la plus probable de la mort du compositeur Mozart alors qu'il n'avait que 35 ans. Toutefois, avec l'hygiène moderne des pays industrialisés, la consommation de porc cuit de façon adéquate ne pose maintenant pas plus de risque que les autres viandes. Le porc est d'ailleurs une viande saine car son gras se retrouve au pourtour de la viande ; il peut donc être enlevé facilement. Le bœuf n'a pas cet avantage car les meilleures coupes sont marbrées de gras. Par contre, le porc n'a aucune propriété nutritive exceptionnelle qui rende sa consommation essentielle. On peut donc le substituer par d'autres viandes sans inconvénient pour la santé. Par contre, sur le plan culinaire, le porc n'a pas son égal ; nulle autre viande n'est apprêtée de façon aussi variée (jambons, charcuteries, terrines, rillettes, côtes levées, rôtis, jarrets, saucisses…). S'en priver implique donc un certain sacrifice gastronomique.

Les fruits de mer sont les vidangeurs de l'océan. Certains mollusques comme les huîtres, moules et palourdes peuvent créer des intoxications fatales et ce, même encore aujourd'hui. Toutefois, se priver de fruits de mer constitue un sacrifice gastronomique majeur. En effet, les fruits de mer représentent depuis plusieurs siècles le luxe extrême de la gastronomie.

Les avantages des fruits de mer ne sont pas seulement gastronomiques. Les mollusques constituent la meilleure source de minéraux qui soit. De plus, les crustacés constituent les sources de protéines les plus concentrées. Se priver de fruits de mer constitue donc un inconvénient sur le plan nutritionnel, mais qui peut être facilement contourné.

La religion juive interdit la combinaison des produits laitiers et des viandes, parce que la bible proscrit l'action de manger le veau dans le lait de sa mère. Je ne connais aucune étude scientifique qui déplore cette combinaison pour la santé, ni qui l'encourage. J'en conclus donc que cette règle a un impact neutre sur la santé.

Toutefois, cette règle est plutôt contraignante sur le plan gastronomique, le plat principal étant généralement composé de viande. Implicitement, elle interdit les crèmes de légumes en entrée, les sauces à la crème sur la viande blanche, le service de fromage après le plat principal, les pâtisseries, tartes et glaces comme dessert.

Aussi bien dire que l'alimentation cacher est incompatible avec la gastronomie française. C'est pourquoi, plusieurs traiteurs cacher utilisent des substituts non lactés pour remplacer la crème. Pour y avoir goûté, je dois admettre que la ressemblance est si frappante que le meilleur gastronome pourrait être berné. Hélas, ces substituts sont constitués d'huiles végétales hydrogénées, donc de gras trans. Leur consommation est donc néfaste pour la santé.

J'imagine que l'alimentation cacher a été conçue au départ par des sages qui désiraient maintenir le peuple juif en bonne santé. Hélas, les Juifs modernes risquent fort de créer l'effet inverse en essayant d'intégrer les règles cacher aux habitudes alimentaires occidentales. Par contre, l'obéissance stricte aux règles de l'alimentation cacher n'a pas d'impact négatif sur la santé.

En définitive, le problème potentiel de l'alimentation cacher ne provient pas de l'observation stricte de ses règles, mais du désir de vouloir les contourner.

Les suppléments vitaminiques et minéraux

A-t-on vraiment besoin de prendre des suppléments vitaminiques ?

Quand l'alimentation est équilibrée et que l'apport calorique dépasse le seuil des 1 200 calories par jour, aucun supplément en micro-éléments n'est requis. Donc, en suivant l'ensemble des principes de ce livre, que je désigne sous le vocable d'alimentation néopaléolithique, il n'est pas nécessaire de prendre des vitamines ou des minéraux. Ces derniers se retrouvent en quantités suffisantes dans les aliments et ce, de façon naturelle. C'est l'un des avantages de la méthode néopaléolithique : elle est simple et naturelle.

Il existe toutefois une exception : la vitamine E. En vieillissant, il peut être bénéfique d'en consommer des suppléments. Cela peut retarder la dégradation des tissus avec l'âge.

Certains régimes recommandent de prendre toutes sortes de suppléments alimentaires. Comme je l'ai expliqué plus tôt, ces régimes causent un effet amaigrissant en créant des carences alimentaires. Or des suppléments alimentaires sont recommandés justement dans le but de minimiser ces dégâts. Comme le régime néopaléolithique ne fonctionne pas sur ce principe, il n'y a pas de dégâts à minimiser. Même dans la première phase du régime, qu'on appelle aussi phase d'*induction* et qui limite la consommation de glucides au premier groupe, les aliments consommés contiennent tous les micro-éléments nécessaires à la santé. La consommation subséquente de glucides des autres groupes est donc facultative et ne vise que l'agrément gustatif.

Les suppléments vitaminiques sont donc utiles si l'alimentation est malsaine. Si par exemple, une personne est allergique au poisson, des suppléments d'huile omega-3 seront grandement bénéfiques, à condition bien sûr que l'allergie ne concerne pas cet acide gras en particulier. Dans les milieux défavorisés, les suppléments peuvent être bénéfiques aux enfants, aux femmes enceintes ou qui allaitent car souvent l'alimentation y est carencée. Cependant, certaines carences alimentaires ne pourront jamais être compensées par les suppléments. C'est notamment le cas des carences en fibres. De plus, l'efficacité des suppléments est limitée. C'est pourquoi, il est toujours préférable d'obtenir ses micro-éléments via les aliments que par les comprimés.

La consommation de suppléments vitaminiques est aujourd'hui très populaire. Or, cette popularité n'est pas étrangère aux intérêts financiers des compagnies qui les produisent. J'invite donc le lecteur à demeurer très vigilant et critique face à la publicité entourant les soi-disant vertus extraordinaires de certains cocktails de vitamines.

Contrairement à la croyance populaire, les vitamines et minéraux ne sont pas des substances magiques qui peuvent être absorbées à volonté. Une surdose peut s'avérer toxique et même fatale. La prudence est donc de mise. Même s'ils peuvent être achetés sans prescription, les suppléments de vitamines comportent des dangers si la posologie est inadéquate. Ils doivent donc être traités avec les mêmes précautions que les médicaments. Or, nul ne risque une intoxication en tirant ses micro-éléments des aliments.

Un excès de vitamine A détériore, assèche et jaunit la peau, puis fait perdre des cheveux. À plus forte dose, la vitamine A cause des malaises comme des maux de tête, des myalgies, la fatigue, la nausée, des étourdissements, des vomissements, et des démangeaisons. À plus forte dose encore, elle rend les os fragiles, cause des désordres psychiatriques comme la dépression, la schizophrénie, puis entraîne la cécité, des convulsions et éventuellement la mort. Ces symptômes ont été observés chez des patients qui ont consommé des suppléments vitaminés disponibles en vente libre, dont plusieurs enfants de parents trop bien intentionnés.

Les vitamines du complexe B ont des effets variables lorsque surconsommées. Elles peuvent entraîner l'hyperglycémie, la goutte, des ulcères d'estomac, l'intoxication du foie, l'arythmie cardiaque et des neuropathies.

La vitamine C n'est pas une vitamine proprement dite puisque le corps humain en produit des quantités appréciables de lui-même. Toutefois, cette capacité à produire la vitamine C est inhibée par plusieurs facteurs dont le tabagisme, certaines inflammations virales et la consommation de certains médicaments comme l'aspirine. Dans ces cas, il est recommandé de prendre des suppléments de vitamine C. Toutefois, ces suppléments ne devraient pas être consommés sur une base régulière sauf chez les fumeurs sans quoi les mécanismes naturels de production peuvent devenir paresseux. Le cas échéant, des symptômes similaires à sa déficience apparaissent, comme le scorbut chez les enfants. Une consommation prolongée de vitamine C peut également produire des pierres sur le rein.

Un excès de vitamine D entraîne la nausée, la diarrhée, des vomissements et éventuellement endommage le foie, les reins, les intestins, le cœur et les artères en général. Ces symptômes ainsi que des retards mentaux ont même été observés chez des enfants buvant trop de lait supplémenté de vitamine D. Notez que le soleil est une excellente source naturelle de vitamine D.

Les suppléments de minéraux peuvent également s'avérer néfastes. Un excès de calcium favorise l'apparition de calculs rénaux avec crises de coliques néphrétiques. Les intoxications par le magnésium se traduisent par une baisse de la tension artérielle, des nausées, une somnolence, et des troubles cardiaques. L'intoxication au potassium peut causer l'insuffisance rénale, des problèmes neuromusculaires et même un arrêt cardiaque.

Alors que l'apport quotidien de fer recommandé chez l'enfant varie de 6 à 10 mg/kg, une surdose de seulement 40 à 100 mg/kg causera la mort. La marge de manœuvre est donc très mince. Le cuivre, le zinc et le sélénium deviennent également fatals à forte dose.

Il faut savoir aussi que l'excès d'un oligo-élément en particulier perturbe l'absorption des autres. Il est donc important d'ingérer les minéraux dans les bonnes proportions. Faute de connaître ces proportions, il vaut mieux ne pas prendre de suppléments de minéraux à moins qu'ils soient complets et équilibrés.

Mode oblige, des suppléments d'acides gras sont maintenant disponibles sur le marché. Le plus populaire est une combinaison d'acides gras oméga-3, oméga-6 et oméga-9. Ce supplément est peut-être attrayant pour le profane, mais ne fait aucun sens. Afin de corriger le ratio omega-6/omega-3 trop élevé de l'alimentation nord-américaine, il faut éviter tout supplément d'acides gras omega-6. De plus, si les suppléments d'omega-3 proviennent de source végétale comme c'est souvent le cas, il s'agit donc d'acide linolénique alpha, ce qui nuit encore davantage au ratio.

Mon but n'est pas de présenter ici une liste exhaustive des effets secondaires des suppléments de vitamines et minéraux, mais de conscientiser le lecteur sur le fait qu'ils doivent être consommés avec discernement. Il arrive fréquemment dans le domaine de l'alimentation que des gens préoccupés par leur santé adoptent des comportements qui en définitive leur sont préjudiciables. Mon meilleur conseil est d'éviter de jouer à l'apprenti sorcier avec votre santé.

En conclusion, il faut traiter les suppléments de vitamines et minéraux comme des médicaments et en prendre sur les recommandations d'un médecin, pharmacien ou diététiste.

Naturopathie, phytothérapie, herboristerie, etc...

J'ai la conviction que tous les médicaments dont nous avons besoin se retrouvent quelque part sous une forme naturelle, mais encore faut-il les trouver.

Mettre au point un médicament aujourd'hui coûte plusieurs millions de dollars. Afin de rentabiliser leur investissement, les compagnies pharmaceutiques doivent obligatoirement protéger leur propriété intellectuelle et ainsi éviter qu'un tiers profite financièrement de leurs découvertes sans en encourir les dépenses de recherche-développement. Malheureusement, il n'est pas possible de breveter une substance médicinale qui se retrouve dans la nature. De plus, le procédé d'extraction de ladite substance ne peut être breveté qu'à la condition de faire appel à une technique innovatrice, ce qui est rarement le cas.

Par exemple, le champignon *Maitake* (« grifola frondosa ») qui pousse naturellement sur les arbres morts en forêt contient des substances aussi efficaces que l'AZT pour traiter le SIDA et ce, sans les effets secondaires. Comme le procédé d'extraction de ces substances est relativement simple et donc non brevetable, aucune compagnie pharmaceutique d'envergure ne s'y est intéressée. C'est pourquoi les gens séropositifs prennent plutôt des médicaments synthétisés chimiquement qu'ils payent à gros prix. Tant que la loi sur les brevets ne sera pas modifiée, il ne faut pas compter sur les compagnies pharmaceutiques pour découvrir et mettre en marché des médicaments qui se retrouvent naturellement dans la biosphère.

Nous sommes donc à la merci de l'industrie des médecines douces pour se procurer des médicaments naturels. Hélas, cette industrie pullule de charlatans qui vous raconteront n'importe quoi pour vous vendre leurs pilules ainsi que d'illuminés bien intentionnés, mais complètement décrochés de la réalité. Ce jugement est peut-être sévère, mais toutefois réaliste. Nombre de gens se sont gravement intoxiqués avec les médecines douces. Certains sont même décédés. Ne vous laissez pas impressionner par des titres ronflants comme naturopathe, herboriste ou phytothérapeute ; ils ne veulent rien dire légalement. N'importe qui peut s'appeler ainsi sans avoir de comptes à rendre à quelque organisme réglementaire que ce soit. D'ailleurs, avant d'acheter ou de lire un livre sur la nutrition, je vous invite fortement à vérifier la formation scientifique de son auteur. Celui-ci devrait détenir un diplôme d'une université reconnue dans une science reconnue. L'astrologie, l'ésotérisme, l'homéopathie, la naturopathie, l'herboristerie, la phytothérapie et bien d'autres ne sont pas des sciences reconnues.

La meilleure source d'information concernant les médicaments naturels demeure les thèses de maîtrise et doctorat produites au cours des études de deuxième cycle à l'université ou encore les publications scientifiques de chercheurs qui travaillent à la solde d'organisations à but non lucratif ou gouvernementales. Ces études identifient généralement des substances naturelles qui sont bénéfiques ou nuisibles à la santé et ce, sans conflit d'intérêt. Toutefois, demeurez critiques à l'égard des études qui sont financées par des groupes d'intérêts. Il y a maintes façons de présenter les mêmes résultats scientifiques selon l'impact désiré.

D'une manière générale, je trouve absurde de consommer des aliments naturels sous forme de comprimé ou d'ampoule. Par exemple, l'ail est censé prévenir les maladies cardiovasculaires et accidents cérébraux. Intégrez-le alors à votre cuisine au lieu de prendre des comprimés concentrés d'ail comme on en vend dans tout bon magasin d'aliments naturels.

Les groupes sanguins

Manger selon son groupe sanguin est la toute dernière mode dans le domaine de la nutrition dont le père spirituel est Peter D'Adamo, un naturopathe ontarien.

La théorie de cette approche nutritionnelle va comme suit : certains groupes sanguins sont incompatibles avec certains aliments. Cela est dû à la présence ou non de certains antigènes à la surface des globules rouges. On sait aussi que la plupart des plantes renferment des *lectines,* des protéines qui ressemblent à ces antigènes.

Le concept de ce régime consiste à consommer des aliments dont les lectines sont compatibles avec les antigènes du groupe sanguin. Par exemple, les gens de groupe O se porteraient mieux lorsqu'ils mangent beaucoup de protéines animales. Ceux du groupe A auraient davantage besoin d'aliments végétaux (sauf exceptions comme le blé, les tomates, les pommes de terre, les bananes et les oranges). Les personnes des groupes B et AB gagneraient à éviter le poulet (mais non la dinde), les pois chiches, le maïs, les avocats et les graines de tournesol. Finalement tous devraient bannir le porc, le saumon fumé, la rhubarbe, le son de blé, la noix de coco, la crème glacée, les huiles de maïs et d'arachides, le poivre noir et le vinaigre.

Selon Peter D'Adamo, les lectines des aliments incompatibles avec notre groupe sanguin s'attaqueraient aux globules et à d'autres cellules de notre corps, ce qui pourrait entraîner divers problèmes de santé allant du cancer aux problèmes cardiaques en passant par le gain de poids, les troubles digestifs, les allergies, les migraines, le diabète et la fatigue.

Toute cette théorie est-elle fondée scientifiquement ? Les recherches de monsieur D'Adamo n'ont jamais été publiées, ni corroborées par des groupes de recherche indépendants. Ensuite, très peu des fameuses lectines, qui s'attaqueraient à nos cellules, sont absorbées par notre organisme. La plupart sont détruites par l'acidité de l'estomac et nos enzymes digestives. De plus, la membrane intérieure du tube digestif, qui agit comme une barrière, empêche leur entrée dans le sang. Enfin, la majorité d'entre nous échappe à leurs effets parce que nos cellules sont protégées par une substance appelée acide sialique, qui empêche les lectines de se lier à nos cellules.

Bref, ce régime n'est que fumisterie pour gens crédules.

L'homéopathie

L'origine de l'homéopathie remonte à la fin des années 1700, alors que Samuel Hahnemann (1755-1843), un médecin allemand, commença à formuler ses principes de base. Hahnemann était déçu des procédures médicales de son époque, telles que les saignées et les purgations, qui faisaient plus de tort que de bien. Il développa sa « loi de similitude », une notion selon laquelle une maladie peut être guérie par des doses extrêmement petites d'une substance produisant des symptômes semblables chez des personnes en bonne santé lorsque administrée en grande quantité. Le mot *homéopathie* vient des mots grecs « homoios » (semblable) et « pathos » (douleur ou maladie). Hahnemann prétendait que plus la substance était diluée, plus puissant serait son effet, un principe qu'il a appelé la « loi des infinitésimales ». Ce principe, il va s'en dire, va à l'encontre de ce que les pharmacologues ont toujours démontré : la relation dose à effet.

Parce que les remèdes homéopathiques étaient en réalité moins dangereux que ceux de l'orthodoxie médicale du XIXe siècle, plusieurs praticiens de la médecine ont commencé à les utiliser. Au début du XXe siècle, l'homéopathie comptait 14 000 praticiens et

22 écoles de formation aux États-Unis. Mais à mesure qu'évoluait la science, l'homéopathie déclinait brusquement, entraînant la fermeture de ses écoles ou leur transformation en écoles utilisant des méthodes plus modernes. La dernière école d'homéopathie pure a fermé ses portes aux États-Unis à la fin des années 1920[131].

Les produits homéopathiques sont faits de substances minérales, végétales et autres. Si la substance originale est soluble, une partie est diluée dans 9 ou 99 parties d'eau distillée et/ou alcool et agitée. Si elle est insoluble, elle est broyée et pulvérisée en proportions semblables, avec du lactose en poudre (sucre de lait). Une partie du remède dilué est par la suite diluée davantage et le processus est répété jusqu'à la concentration désirée. Des dilutions de 1 pour 10 sont désignées par le chiffre romain X (1X= 1/10, 3X= 1/1 000, 6X= 1/1 000 000). De la même façon, les dilutions 1 pour 100 sont désignées par le chiffre romain C (1C= 1/100, 3C= 1/1 000 000) et ainsi de suite. La plupart des remèdes aujourd'hui se situent entre 6X et 30X, mais des produits de 30C ou plus sont disponibles.

Comme la plus petite quantité d'une substance est la molécule, une solution de 30C aurait au moins une molécule de la substance originale dissoute dans un minimum de 1×10^{20} molécules d'eau. Or, un tel volume d'eau correspond à 30 milliards de fois la grosseur de la terre. Aussi, afin d'ingurgiter ne serait-ce qu'une seule molécule de substance active dans des comprimés 30X, il faudrait avaler deux milliards de comprimés, soit environ mille tonnes de lactose en plus des autres impuretés que celui-ci pourrait contenir.

Imaginez combien de composés sont présents dans des quantités d'une molécule ou plus dans chaque dose d'un remède homéo-pathique. Même dans les conditions les plus stériles, la poussière de l'air ambiant dans la pièce où les produits sont préparés contient des milliers de molécules différentes d'origine biologique locale (bactéries, virus, moisissures, gouttelettes respiratoires, cellules provenant des squames, matières fécales des insectes) ou lointaine (pollen, particules de terre, produits de combustion) ou même extra-terrestre (poussière de météores). De la même façon, les diluants « inertes » utilisés dans la procédure contiennent aussi une panoplie de contaminants divers.

Vous aurez donc deviné que les remèdes homéopathiques ne sont que des placebos sophistiqués et dispendieux pour des gens sans formation scientifique. Leurs protagonistes sont des charlatans ou des illuminés ou parfois un peu des deux.

Pourtant, l'homéopathie est populaire. Les gens aiment les pilules. En avalant un remède homéopathique, ils ont l'impression de faire quelque chose pour la cause de leur maladie. À bien des égards, l'homéopathie remplace la prière d'autrefois. Au lieu d'implorer les dieux, on implore maintenant les forces mystiques de l'homéopathie. Dans les deux cas, la seule action de se prendre en main a un impact psychosomatique important sur la maladie. De la même façon, certains patients se sentent mieux dès qu'ils ont consulté un médecin. La dimension psychologique est une composante importante de toute maladie.

11

L'alimentation néopaléolithique

L'alternative simple et naturelle

Les chapitres 2 à 7 ont traité des fondements scientifiques du régime néopaléolithique. Le présent chapitre explique maintenant comment mettre en application ce régime simple et naturel.

L'alimentation néopaléolithique peut se résumer en cinq principes fondamentaux qui rétablissent la santé hormonale et, par conséquent, la régularisation naturelle du gras corporel :

*   Bannir les aliments artificiels (ex : gras trans) ;

*   Limiter les mauvais glucides ;

*   Consommer suffisamment de bons fruits et légumes (groupe 1) pour combler les besoins en fibres alimentaires et micro-éléments ;

*   Diversifier la consommation de viande pour y retrouver tous les acides gras et acides aminés essentiels.

*   Équilibrer glucides, protides et lipides.

La diète Weight Watcher impose de compter ses calories ; celle du Dr Atkins, de compter ses hydrates de carbone (glucides) ; celle du Dr Sears («the Zone») de compter ses protéines. Comme promis, le régime néopaléolithique épargne tout calcul et permet de manger à sa faim et même un peu plus parfois. En fait, tout se passe comme à l'ère paléolithique ou presque, d'où le préfixe «néo». Si les habitudes de vie ont passablement changé depuis cette époque, il faut se rappeler que l'estomac moderne ressemble toujours à celui de l'homme des cavernes. Le but de ce chapitre est donc d'aider à concilier la vie moderne avec notre métabolisme archaïque.

L'alimentation néopaléolithique est donc un régime «qualitatif» plutôt que «quantitatif». L'emphase est mise sur la qualité plutôt que la quantité des aliments. Comme mentionné plus tôt, il s'agit d'un régime de vie plutôt que d'un régime alimentaire ou encore d'une simple diète. D'une part, la formule fonctionne à condition d'en suivre les recommandations sportives et non seulement les recommandations alimentaires. D'autre part, il ne s'agit pas d'une diète qu'on suit le temps de perdre du poids et qu'on abandonne aussitôt l'objectif atteint. Il s'agit plutôt d'un régime qu'on adopte pour la vie. Heureusement, ce régime de vie est beaucoup moins contraignant que la plus conviviale des diètes populaires.

Si les résultats du régime néopaléolithique sont plus lents à se manifester que les diètes draconiennes, ils sont en revanche plus durables et perturbent moins l'organisme. De plus, ce régime n'abaisse pas seulement votre pourcentage de gras. Il améliore aussi d'autres paramètres vitaux comme les taux de cholestérol et le taux de triglycérides qui sont déterminants pour la santé. Finalement, le régime néopaléolithique permet d'atteindre ce double objectif d'esthétique et de santé sans pour autant se priver de festins gastronomiques.

Plusieurs chemins mènent à Rome et il existe évidemment d'autres régimes qui permettent d'atteindre le «poids santé». Ce régime-ci ne convient pas nécessairement à tout le monde. Il vise spécifiquement les gens gourmets et actifs ou ceux qui veulent le devenir. Si vous êtes du genre fumeur, non-sportif, et friand de malbouffe, ce régime vous semblera un véritable chemin de croix. Par contre, une vie nouvelle vous attendra au terme de ce chemin de croix et vous ne voudrez jamais plus faire marche arrière.

Abandonner la malbouffe peut s'avérer aussi exigeant que suivre une cure de désintoxication. Toutefois, les bénéfices pour la santé, la silhouette et l'amour propre seront proportionnels aux efforts consentis. En général, plus la dépendance aux aliments industriels est grande, plus les dommages sur la santé sont importants et plus la désintoxication est urgente.

Le coût des aliments

Le régime néopaléolithique semble donc idéal à tous égards. Hélas, il comporte un inconvénient parfois prohibitif : bien s'alimenter coûte plus cher. En effet, les aliments industriels ont l'avantage indéniable d'être économiques (de temps ou d'argent). Outre le manque d'éducation alimentaire, c'est ce qui explique en grande partie leur grande popularité. Il y a plus d'un siècle, l'obésité était un « luxe » réservé aux gens riches. L'industrialisation de l'alimentation a donc le mérite d'avoir enrayé la famine dans plusieurs parties du monde. Hélas, la qualité des aliments a baissé tout autant que le prix. C'est pourquoi on retrouve maintenant une plus grande proportion d'obésité chez les gens pauvres.

Passer de l'alimentation nord-américaine classique à l'alimentation néopaléolithique fera certainement doubler la facture d'épicerie. Par souci d'honnêteté intellectuelle, je dois admettre cette triste réalité. Je répondrai toutefois à mes détracteurs que la surcharge pondérale et la mauvaise forme physique coûtent encore plus chers que la bonne alimentation.

La malbouffe coûte cher à la société. Dans les pays où l'état défraye les coûts des soins médicaux, la malbouffe devrait être taxée. Les taxes devraient permettre au moins de couvrir les coûts du système de santé qui sont une conséquence directe de l'obésité. On parle ici de chiffres faramineux. Une telle taxe serait sûrement plus efficace que le meilleur livre de nutrition.

En attendant cette future législation, chacun peut choisir de se libérer dès maintenant de l'esclavage de l'establishment agroalimentaire industriel. Il suffit d'un peu de volonté et... d'estime de soi.

La qualité des aliments

La première règle est de manger des aliments de qualité.

Il faut bannir les aliments contenant des mauvais lipides et des mauvais glucides, soit la plupart des aliments industriels.

Exit les boissons gazeuses, le pain blanc à l'américaine, les céréales croustillantes, la malbouffe, les chips et croustilles, les frites industrielles, la panure, les pâtisseries et gâteaux industriels, les friandises américaines au chocolat, la margarine, tout aliment à base d'huile végétale hydrogénée ou de shortening d'huile végétale ou de glucose ou d'essence artificielle ou de colorant ainsi que la plupart des féculents raffinés.

Ensuite, vous devez évaluer votre susceptibilité glycémique personnelle (SGP). Pour ce faire, il faut procéder par étape. Au départ, restreignez vos glucides au premier groupe du tableau des glucides. Mangez à votre faim (jamais plus), mais en vous astreignant strictement au premier groupe. Il est important de respecter en parallèle les règles des sections suivantes et aussi de suivre les recommandations du chapitre 8 en matière d'exercice physique. Notamment, diversifiez vos sources de glucides et autres aliments.

Il vous est toutefois permis de manger une tranche de pain intégral (deux pour les hommes) avec une garniture non sucrée comme le beurre d'arachide naturel à l'occasion du déjeuner seulement.

Vous ne tarderez pas alors à perdre du poids. Maintenez le cap tant et aussi longtemps que vous n'avez pas atteint votre objectif soit en mesurant votre pourcentage de gras corporel, soit simplement en vous contemplant nu dans le miroir. Allouez-vous un minimum d'un mois pour ce faire, mais un maximum de six mois. Après ce délai, on ne peut espérer de meilleurs résultats.

Au-delà de la perte de poids, d'autres transformations se manifesteront. Vous ressentirez vraisemblablement une impression de bien-être et un regain d'énergie dont l'impact sera proportionnel à votre degré passé de dépendance aux mauvais glucides. Vos exercices de musculation sculpteront davantage vos muscles. Vous serez moins susceptibles aux infections virulentes. Bref, votre qualité de vie s'améliorera.

Une fois que vous avez atteint votre objectif, réintroduisez tranquillement les glucides du deuxième groupe. Observez la réaction de votre corps. Vérifiez si vous conservez vos acquis pondéraux. Si vous vous mettez à ré-engraisser, c'est signe hélas que vous appartenez au quart de la population ayant la plus grande susceptibilité glycémique. Vous êtes alors condamné à vous restreindre à vie au premier groupe de glucides. La bonne nouvelle est que vous allez probablement allonger votre espérance de vie de dix ans sans compter que votre qualité de vie entre-temps sera bien supérieure.

Si votre corps tolère bien les glucides du deuxième groupe, vous pouvez alors vous risquer à réintroduire les glucides du troisième groupe. Observez le même protocole. Si vous engraissez, c'est que vous avez atteint votre SGP. Tout est une question de dosage aussi. Peut-être pouvez-vous vous permettre quelques aliments du troisième groupe sans abuser. L'important aussi est d'effectuer ces tests sur plusieurs semaines voire plusieurs mois. Ainsi, vous éliminez des facteurs transitoires qui pourraient venir fausser les données.

Si vous n'avez pas perdu de poids en vous astreignant aux aliments du premier groupe, c'est que vous n'avez sûrement pas de poids à perdre ou encore souffrez d'un problème hormonal qui requiert une intervention médicale.

Néanmoins, si vous appartenez à ce quart chanceux de la population qui peut manger n'importe quoi sans engraisser, vous avez quand même avantage pour votre santé à suivre les principes de base exposés ici.

Une fois que vous connaissez votre SGP, vous savez ce que vous pouvez manger et ne pas manger. Suivre le régime devient alors une seconde nature et il n'est même plus nécessaire d'y penser.

De façon générale, il faut retenir que la fraîcheur est synonyme de santé. Ainsi, les légumes frais sont supérieurs aux légumes en conserve ou déshydratés. Il en est de même pour les fruits. Les fruits crus sont meilleurs que les fruits cuits. Cette règle s'applique également à quelques légumes (carotte, concombre, endive, céleri, épinard, laitue, radis..) Les jus bruts et frais sont supérieurs à ceux faits de concentrés. Il est même préférable de manger un fruit ou un légume plutôt que son jus. Le pressage d'un jus ou légume consiste déjà en une étape de transformation. Il est préférable aussi de ne pas peler les légumes – ils conservent ainsi plus de fibres et de micro-éléments. Le cas échéant, il faut toutefois bien laver la pelure pour la débarrasser de ses pesticides résiduels Évidemment, les légumes et les fruits contenant des fibres sont supérieurs à ceux contenants de l'amidon.

Les mets préparés à la maison sont presque toujours supérieurs aux mets prêts à manger. Les céréales sont toujours meilleures brutes que raffinées. Il en est de même pour les huiles. L'huile d'olive extra-vierge obtenue par simple pression mécanique est donc supérieure à l'huile dite «légère» obtenue par filtrages successifs.

La viande sauvage ou élevée biologiquement est meilleure que la viande d'élevage industriel. La viande moins cuite est préférable à la viande plus cuite. La viande entière est meilleure que la viande hachée. Le poisson cru (style «*sashimi*») est meilleur que le poisson cuit.

La diversité des aliments

La deuxième règle est de consommer une grande diversité d'aliments.

De plus, pour couvrir tous les besoins en micro-éléments, il est important de manger plusieurs sortes de fruits, de légumes et de viandes.

> *Aucun aliment en soi n'est parfait. Par contre, une combinaison d'aliments imparfaits peut procurer une alimentation parfaite.*

En mangeant plusieurs aliments au cours d'un même repas, il se crée une synergie qui favorise l'absorption ou l'action des micro-éléments. Par exemple, la combinaison de poivron rouge et d'huile d'olive est bénéfique puisque la vitamine C de l'un protège la vitamine E de l'autre. Celle des légumes et de la viande rouge l'est également : les folates des légumes empêche la méthionine de la viande de se convertir en homocystéine. Aussi, la vitamine C des légumes favorise l'absorption du fer de la viande rouge. La combinaison des glucides avec les lipides et les protides minimise l'impact glycémique de ces glucides. Et ainsi de suite…

La diversité au cours d'une même semaine est également importante. Les huiles omega-3 du poisson protègent contre l'impact négatif de la viande rouge sur l'artériosclérose. En retour, les gras saturés de la viande rouge protègent de l'impact cancérigène des huiles polyinsaturées du poisson.

Mangez au moins un repas complet par jour. Incorporez au moins un, idéalement deux légumes fibreux (équivalent de 200g) et une viande à ce repas principal. Choisissez idéalement un légume différent et une viande différente pour chacun des sept repas principaux de la semaine. La viande d'au moins un de ces repas doit être du poisson (deux repas dans le cas de poissons d'eau douce).

La consommation journalière de protides ne doit jamais être inférieure à 60g pour une femme ou 80g pour un homme.

À titre indicatif, ces consommations correspondent respectivement à 240g et 320g de bœuf ou de thon (voir tableau 9).

Mangez des fruits frais tous les jours et plusieurs sortes différentes au cours d'une même semaine. Rappelez-vous de garder les aliments sucrés pour la fin du repas. Si vous mangez un fruit en collation, alors accompagnez-le d'une source de lipide ou protide (par exemple, fromage ou charcuterie).

Oubliez le Guide alimentaire canadien actuel.

Il est inutile, voire déconseillé de manger des aliments des produits céréaliers ou laitiers. Vous pouvez le faire si le cœur vous en dit, mais il n'y a pas d'obligation. Toutefois, il faut tenir compte de sa susceptibilité glycémique personnelle. Quant à moi, j'adore les fromages fins. Comme leur index glycémique est généralement très bas, leur consommation ne me pose pas trop de problème et constitue ma principale source de calcium.

Mon expérience personnelle m'a amené à conclure, au fil des ans, que le manque d'ouverture d'esprit face à la nourriture est souvent le principal obstacle à une alimentation diversifiée et conséquemment à l'adoption du régime néopaléolithique. Ce phénomène mérite donc qu'on s'y attarde.

Le blocage psychologique, bien plus que l'absence d'affinité gustative, explique plus souvent qu'autrement l'aversion d'une personne envers un aliment en particulier. Parfois le blocage psychologique s'explique par le dédain. Certaines gens ne tolèrent pas la vue d'une tête de poisson dans leur assiette ou encore du sang s'écoulant d'un rosbif. D'autres n'apprécient guère la texture particulière d'une huître crue dans leur bouche ou encore celle d'une pieuvre caoutchouteuse. Parfois, le blocage psychologique est d'origine phobique. Certaines gens sont incapables de se faire à l'idée de consommer certains animaux comme le cheval ou le lapin. Des phobies infantiles expliquent souvent le blocage par rapport au vin. Plusieurs personnes ont peur des champignons sauvages. Parfois le blocage psychologique est d'origine sociale. Par exemple, en France, les habitants d'une région viticole comme Bordeaux boycotteront les vins de Bourgogne.

Quelle que soit l'explication psychologique des blocages alimentaires, ces derniers nuisent toujours à la diversité du panier d'épicerie et donc des nutriments. Je recommande donc fortement au lecteur de faire un effort pour passer par-dessus ses propres blocages et élargir ses horizons gastronomiques. Rares sont ceux qui l'ont regretté.

Idéalement, il faut initier très jeunes les enfants à manger de tout. Prétendre que les enfants sont plus difficiles que les adultes est un mythe alimentaire très bien ancré dans la population. En réalité, tout est une question d'éducation.

La diversité alimentaire est particulièrement importante au cours de la croissance. Toutefois, il n'est jamais trop tard pour bien faire. Même adulte, il est encore possible de se défaire de ses préjugés alimentaires.

Voulez-vous évaluer votre ouverture d'esprit? Accordez-vous un point pour chacun des aliments ci-dessous que vous mangez, puis additionnez votre compte. Si vous comptez moins de cinq points, considérez-vous difficile.

- Huître crue
- Sushi
- Steak tartare
- Anguille fumée
- Boudin
- Ris de veau
- Langue de bœuf
- Chou de Bruxelles
- Fromage bleu de lait cru
- Escargots.

L'équilibre protide-lipide-glucide

Des consommations excessives de glucides, lipides ou protides hypothèquent respectivement le pancréas, le foie ou les reins. L'équilibre des trois macro-éléments glucides-lipides-protides est donc essentiel. Mais quel est cet équilibre idéal? Les recommandations des experts en nutrition sont présentées au tableau 12. Ces experts sont d'éminents scientifiques et pourtant ils présentent de bonnes divergences. À quel saint faut-il donc se vouer? Je recommande d'éviter les extrêmes. Celles-ci apparaissent en caractère gras dans le tableau. Ainsi, Ornish exagère avec son 72% de glucides et Atkins avec son 60% de lipides.

Sears peut également paraître extrémiste avec son 30 % de protéines, mais c'est lui qui se rapproche le plus de l'alimentation paléolithique dont la teneur en protides variait de 19 % à 35 %[132]. Cependant, la viande est beaucoup plus grasse aujourd'hui si bien que cet objectif est maintenant difficile à atteindre même en en mangeant plus qu'à cette époque.

D'un point de vue strictement santé, je crois que la « vérité » se situe quelque part entre Reaven et Sears. Ces derniers sont deux chercheurs consciencieux et pourtant leurs ratios ne correspondent pas tout à fait. J'y vois deux explications. D'abord Sears a mené ses recherches principalement auprès d'athlètes américains (il prétend d'ailleurs que ses ratios correspondent à l'époque paléolithique) alors que Reaven s'est intéressé davantage aux gens à risques de crise cardiaque, donc en général plus sédentaires. Ensuite, j'ai vérifié les recettes préconisées par Sears et j'ai réalisé que sa méthodologie de calcul diffère des autres, ce qui a pour effet de gonfler la proportion apparente de protides.

PROPORTIONS ÉNERGÉTIQUES DES MACRO-ÉLÉMENTS RECOMMANDÉES

Régime	Protides	Lipides saturés	Lipides insaturés	Lipides totaux	Glucides
American Heart Association	15 %	7 %	20 %	27 %	58 %
Robert Atkins, m.d.133	22 %	**25 %**	**35 %**	**60 %**	18 %
Dean Ornish, m.d.	18 %	3 %	7 %	10 %	**72 %**
Gerald Reaven, m.d. (Syndrome X)	15 %	7 %	33 %	40 %	45 %
Dr Barry Sears (The Zone)	**30 %**	6 %	24 %	30 %	40 %
Moyenne	**20 %**	**10 %**	**24 %**	**33 %**	**47 %**
Romain Gagnon, ing.	20 %	15 %	30 %	45 %	35 %

TABLEAU 12

Mais la santé n'est pas tout. Il n'y avait ni crème, ni fromages fins, ni desserts au chocolat à l'époque paléolithique. Je pense qu'il y a moyen de s'inspirer scientifiquement de l'alimentation paléolithique pour respecter les besoins de l'organisme sans pour autant se priver des plaisirs de la gastronomie moderne.

Le prix à payer pour une alimentation plus copieuse et plus grasse est de réduire la consommation globale de glucides en particulier des féculents.

Aussi, je ne crois pas que vous deviez maintenir la proportion idéale des macro-éléments à chaque repas comme le préconise Sears. L'important est que chaque journée soit équilibrée globalement. Si chaque repas est parfait, vous vous sentirez certainement mieux. Toutefois, la plupart d'entre nous devons composer avec les imprévus de la vie moderne et nous n'avons pas toujours la possibilité de bien manger. Par exemple, il peut arriver de faire du surtemps et de souper sur le pouce à 23 h 00.

La quantité des aliments

La troisième règle est de manger à sa faim, jamais moins, rarement plus.

Néanmoins il faut manger au moins 1 200 calories par jour sans quoi les besoins essentiels en micro-éléments ne sont plus comblés. Il faut donc être suffisamment actif pour avoir la faim requise pour y arriver. En général, ce n'est pas un problème.

Pour faire des abus alimentaires, il vous faut réduire la proportion de glucides des groupes deux et trois. En revanche, vous pouvez consommer des glucides du groupe trois immédiatement après un exercice intense sans trop d'impact. Par exemple, le cornet de crème glacée savouré après une heure intense de tennis ne fera pas

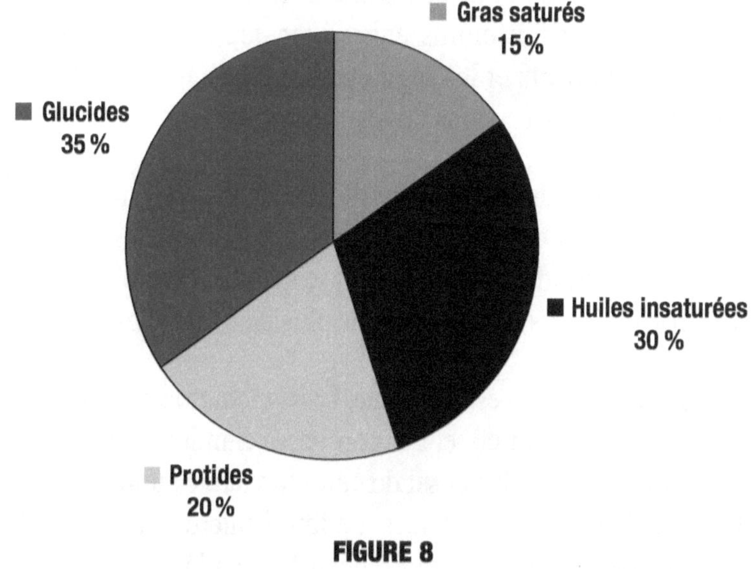

FIGURE 8

engraisser même s'il contient plus de calories que celles qui sont brûlées au cours de l'exercice.

Il faut toujours se rappeler que le sentiment de la faim dépend d'une hormone, la leptine, qui est constituée d'acide gras. Ainsi un régime faible en matières grasses commandera un appétit supérieur aux besoins énergétiques et entraînera une surcharge pondérale, sinon une lutte pénible et perpétuelle contre la faim.

De tous les gras, l'huile d'olive procure le meilleur sentiment de satiété, à cause de la présence de cholecystokinine. Plus un poisson est gras, moins il fait engraisser. La viande, même rouge, fait moins engraisser que les glucides des groupes deux et trois. Les glucides très riches en fibres (groupe 1) comme le brocoli ont souvent des calories négatives (voir plus loin). Leur consommation fait donc maigrir.

En général, plus les aliments sont cuits, plus ils font engraisser. Par exemple, la digestibilité de l'œuf cuit est le double de l'œuf cru. Le bœuf saignant fait moins engraisser que le bœuf bien cuit. Le poisson, les fruits et les légumes crus font également moins engraisser que leurs versions cuites.

Toutefois, les fèves, grains, pommes de terre, farines et autres féculents ne doivent jamais être consommés crus, car ils sont ainsi toxiques. Leur toxicité est insidieuse car elle peut se manifester qu'à long terme. On les croit d'ailleurs responsables de plusieurs maladies modernes.

La viande cuite sur grill est très saine. Évitez toutefois que la flamme touche la chair et la noircisse. Les composés chimiques ainsi formés sont cancérigènes. Évitez aussi de cuire la viande au four à micro-ondes car il dénature ses protéines. Le four à micro-ondes ne devrait être utilisé idéalement que pour réchauffer un plat.

En faisant plus de musculation, vous augmentez votre masse musculaire et automatiquement les besoins de votre métabolisme de base. C'est une autre façon de manger plus sans engraisser.

Côté alcool, limitez votre consommation de bière ou de boissons fortement alcoolisées. Le vin rouge demeure encore la boisson alcoolisée qui maximise le rapport euphorie/dommage. Les boissons alcoolisées se comportent comme des glucides. En cas de grande consommation, vaut mieux rétablir l'équilibre protides-lipides-glucides en conséquence afin de minimiser les dégâts.

Les mauvaises habitudes

Votre corps sait naturellement lorsqu'il est rassasié. Toutefois, plusieurs habitudes alimentaires faussent ce mécanisme naturel.

Bannissez le grignotage sous toutes ses formes

Au cinéma, devant la télévision, au travail ou au cours d'une activité sportive, évitez de manger ou de boire, sinon de l'eau. De plus, évitez les boissons sucrées sinon immédiatement suite à un exercice physique intense. De plus, en mangeant votre repas principal, ne regardez pas la télévision, ni votre ordinateur. Prenez le temps de déguster vos aliments.

Évitez le café sauf peut-être à la fin d'un repas

Mangez à une vitesse raisonnable. En mangeant trop vite, les signaux de satiété arrivent parfois trop tard.

Ne sautez pas de repas sauf peut-être le repas du midi (dîner) à condition d'être très actif physiquement durant cette journée. Sauter le déjeuner est une bien mauvaise idée. Toutefois, il n'est pas nécessaire ni proscrit de manger copieusement le matin. Je tiens également à déloger un vieux mythe selon lequel il faudrait manger léger pour souper, en particulier si la soirée qui suit n'implique pas une grande dépense énergétique. D'abord, l'ordre dans le lequel les calories sont ingérées et/ou dépensées n'influence pas le bilan calorique global de la journée. Ensuite, il faut se rappeler que la plus longue période de jeûne se situe entre le souper et le déjeuner. Il est donc normal de manger plus au souper et ce, afin de mieux dormir. Je ne parle pas ici de s'empiffrer juste avant le coucher, mais de manger adéquatement car il se brûle beaucoup de calories pendant le sommeil.

Finalement, il est souhaitable de respecter l'horaire suivant :

Déjeuner : entre 06 h 00 et 10 h 00

Dîner : entre 11 h 00 et 14 h 30

Souper : entre 17 h 30 et 22 h 00

En jeûnant, votre organisme diminue son facteur ß afin d'augmenter ses réserves de graisses et ainsi son autonomie.

L'hygiène de vie

Assurez-vous de marcher au moins sept heures par semaine, soit l'équivalent d'une heure par jour ou encore de suivre les recommandations du chapitre 8. La mécanique naturelle d'élimination des calories excédentaires fera alors son travail à moins, bien entendu, que l'équilibre hormonal soit perturbé par un facteur toxique. Chaque drogue agit différemment sur l'organisme. Aussi est-il hasardeux d'en prévoir l'impact pondéral. Toutefois, nul ne peut garantir le bon fonctionnement des mécanismes hormonaux s'il y a consommation abusive d'une drogue quelconque incluant l'alcool et le tabac. Une surconsommation de médicaments peut également perturber l'équilibre hormonal. Par exemple, la pilule anticonceptionnelle et les médicaments pendant la ménopause causeront parfois une prise de poids.

Une bonne alimentation réduit souvent la dépendance à la drogue. Par exemple, une meilleure régulation insulinémique minimisera les risques de rechute chez les alcooliques en sevrage. Par ailleurs, une bonne alimentation remédiera à plusieurs états pathologiques qui autrement sont traités à l'aide de médicaments. Toutefois, les aliments ont l'avantage de ne pas avoir d'effets secondaires comme ces derniers.

Une bonne hygiène de vie implique également d'atteindre la santé sans avoir recours aux médicaments. Bien sûr, si le mal est fait, vous devez prendre les médicaments que vous prescrit votre médecin. Toutefois, vous devriez en parallèle corriger l'aspect de votre alimentation responsable de votre maladie. Puis, lorsque celle-ci se résorbe, tentez de maintenir votre état de santé de façon naturelle, c'est-à-dire avec l'alimentation et l'exercice plutôt que de façon artificielle avec les médicaments. Bien entendu les recommandations générales de ce livre ne sauraient remplacer les conseils de votre médecin. Lui seul connaît votre état de santé spécifique. Toute décision devrait être prise conjointement par vous et votre médecin. La lecture de ce livre vous aidera justement à participer à cette prise de décision. Trop de gens, hélas, confient aveuglément leur santé aux mains des médecins, dentistes, optométristes et autres professionnels de la santé. Vous devriez être aussi critique à leur égard que vous l'êtes généralement à l'égard de votre garagiste.

La plupart du temps, vous aurez le choix entre la voie des médicaments (guérir) et la voie des aliments (prévenir). Rappelez-vous que certains aliments sont les meilleurs médicaments qui soient et que d'autres sont les pires poisons.

Finalement, une bonne hygiène de vie implique un contrôle du stress. Pour survivre, l'homme du paléolithique, exposé à de redoutables prédateurs, devait se livrer à de féroces combats. Son organisme était adapté à cette situation qui nécessitait momentanément une puissance accrue des muscles. Les hormones surrénales étaient là pour préparer le système cardio-vasculaire à tout effort aussi violent que soudain. Aujourd'hui, les prédateurs ont changé. Ils se nomment rentabilité, quotas de ventes, huissier, fisc, trafic, pollution sonore, etc... Hélas, les muscles sont peu utiles pour faire face à ces nouveaux agresseurs à moins d'être accusé de voies de faits. Notre système hormonal est mal adapté pour réagir à la vie moderne. L'augmentation de la pression sociale combinée à l'incapacité d'y répondre par la fuite ou l'agression génère le stress.

Si le stress bien canalisé peut être une source de saine combativité dans certaines professions, son excès est néfaste pour la santé hormonale. Le stress excessif stimule les glandes surrénales à sécréter du cortisol, une hormone qui inhibe la production de leptine, donc diminue le facteur ß et entraîne la prise de poids. Le stress peut également stimuler la sécrétion de *corticolibérine* et de *neuropeptide Y*, deux substances qui augmentent l'appétit.

Le sport est une arme efficace pour lutter contre le stress et ses effets pervers. Il aide à canaliser l'adrénaline qui autrement attaque le système nerveux. Si vos choix de vie ne vous permettent pas d'échapper au stress, assurez-vous au moins de faire suffisamment de sport. Nous avons vu aussi que l'ADH contenue dans le poisson protège contre le stress. Évidemment, l'idéal demeure d'éviter au départ les situations de stress qui perdurent.

Les aliments paléolithiques

Certains aliments ont peu ou pas changé depuis l'époque paléolithique. Vous aurez donc deviné qu'ils conviennent parfaitement à l'alimentation humaine. En effet, nos métabolismes ont été conçus pour s'en nourrir. Il s'agit notamment de :

- Les fruits de mer dont les mollusques (huître, pétoncles, palourde, moule…) et crustacés (homard, crabe, crevette, langoustine, langouste…).

- Le gibier sauvage[134] dont le chevreuil (cerf de virginie), l'orignal (élan d'Amérique), le caribou (renne), le canard, l'oie, l'outarde (bernache du Canada), le lièvre, le sanglier, etc…

- Le bétail organique nourri à l'herbe et sans hormones.

- Le poisson <u>sauvage</u> qu'il soit d'eau douce ou d'eau salée.

- Les fruits <u>sauvages</u> dont les petites baies (fraises, framboises, bleuets ou myrtilles, mûres, merises, canneberges…), mais aussi les cerises, pommes, pêches, prunes, abricots, melons, l'avocat …

- La plupart des noix (macadam, de Grenoble, de Brésil, amandes, pacanes…), mais non les arachides[135] ou les noix d'acajou.

- Certains légumes comme le chou-fleur, le brocoli, le chou, le poireau, le céleri, l'asperge, la rhubarbe, l'artichaut, le chou de Bruxelles, les têtes de violons, le concombre, l'aubergine, les poivrons, la tomate, l'épinard, la laitue, le cresson de fontaine, le pissenlit, l'endive…

- La plupart des racines et tubercules comme le raifort, l'ail, l'oignon, le gingembre, le radis, les navets, l'échalote…

- Les herbes comme le basilic, le thym, l'origan, la menthe, la marjolaine, le romarin, le persil, la sauge, le fenouil.

- Les champignons.

- Les algues, le varech, la spiruline.

Si vous manquez d'inspiration pour créer des recettes néopaléolithiques, vous pouvez toujours consulter le site web suivant : http://www.paleofood.com.

Les aliments modernes

Par ailleurs, certains aliments modernes sont néfastes pour l'organisme et doivent être évités à tout prix :

- Boissons gazeuses (surtout celles avec caféine comme les colas),

- Les céréales croustillantes, donc la plupart des céréales américaines (sauf exceptions comme All-Bran, Croque-Nature, Mueslix…),

- Chocolat américain,

- Chips et autres croustilles,

- Essence artificielle (sauf vanilline),

- Frites à base de purée de pomme de terre (typique des chaînes de malbouffe),

- Les pâtisseries industrielles (genre beignes),

- La purée de pomme de terre,

- Le pain blanc tranché enrichi,

- Le fromage industriel (comme les tranches carrées jaunes),

- Margarine (sauf de rares exceptions comme la Bécel),

- Shortening d'huile végétale hydrogénée.

Les aliments à calories négatives

Certains aliments riches en fibres requièrent plus de calories pour leur digestion que celles qu'ils procurent. On parle alors de calories négatives.

Par exemple, 100 g de brocoli cru procurent 25 calories mais en requièrent 80 pour sa digestion. Le bilan net est donc de −55 calories[136]. Ainsi plus vous mangez du brocoli cru, plus vous perdez du poids. Évidemment, personne ne mange de brocoli cru sauf en trempette. Dans ce dernier cas, le brocoli a au moins l'avantage de réduire l'apport calorique de la trempette.

Légumes crus	Fruits
Aubergine	Cantaloup
Brocoli	Cassis
Carottes	Citron
Céleri	Fraise
Chicorée	Framboise
Chou	Gava
Chou-fleur	Mûre
Concombre	Pamplemousse
Courgette	Rhubarbe
Cresson	
Épinards	
Laitue	
Navet	
Poivrons	
Radis	
Tomate	

TABLEAU 13

Un autre exemple est celui du céleri. Une branche procure 6 calories, mais en requiert près de 50 pour sa digestion.

Le tableau 13 présente une liste non exhaustive d'aliments à calories négatives. De façon générale, l'apport calorique des aliments augmente avec la cuisson. Ainsi l'apport calorique de certains éléments de la liste ci-dessus deviendra positif avec la cuisson. La carotte en est un exemple notoire.

Il faut donc éviter de trop cuire les aliments afin de perdre du poids. Toutefois, certains micro-éléments sont difficilement absorbables si l'aliment est cru. Je ne recommande donc pas de s'alimenter exclusivement de crudités.

Conseils au restaurant

Voici quelques conseils pour suivre le régime néopaléolithique au restaurant :

- Ne sautez pas le repas précédent.

- Évitez les restaurants de malbouffe.

- Évitez les chaînes car les portions y sont généralement géantes et la nourriture infecte.

- Évitez les restaurants où le pain vous est servi emballé en sac de plastique car la nourriture y est généralement infecte.

- Choisissez un restaurant où la carte des vins est élaborée car en général la nourriture y est plus saine.

- Choisissez un restaurant où le menu est écrit à la main et change régulièrement car en général la nourriture y est plus saine.

- Évitez de toujours manger au même endroit.

- Le menu du jour et les spécialités de la maison contiennent généralement des aliments plus frais.

- Sautez le pain.

- Évitez les apéritifs ; buvez plutôt du vin en mangeant.

- Choisissez une viande comme plat principal (fruits de mer et poisson inclus).

- Évitez toute panure ou friture.

- Tous les plats de résistance sont généralement accompagnés d'une portion de féculents et de légumes non féculents ; demandez simplement de remplacer les féculents par une double portion de légumes non féculents.

- Ne commandez du dessert que s'il est fait sur place.

- Ne buvez du café qu'à la fin de repas.

Conseils aux parents

Tout parent tient à cœur la santé de son enfant. Or, une bonne alimentation est essentielle afin de prévenir l'obésité infantile, les problèmes de croissance et les troubles d'apprentissage à l'école. Il est donc de la responsabilité de chaque parent de veiller à ce que son enfant s'alimente adéquatement. Or le rôle de parent est souvent difficile et ingrat. Beaucoup de parents abdiquent devant l'influence grandissante de la machine publicitaire et abandonnent leurs enfants à la malbouffe. Cette décision facile à court terme évite des confrontations additionnelles avec leurs adolescents. Malheureusement, le problème n'est reporté qu'à plus tard, soit quand ces ados devenus adultes reprocheront à leurs parents d'avoir manquer à leurs responsabilités.

Quant à moi, j'ai choisi la confrontation immédiate aux reproches futurs. Voici donc une liste de conseils pratiques et efficaces à l'intention des parents qui auront le même courage :

- Limiter les heures passées devant la télévision. Elles sont directement proportionnelles aux risques d'obésité.

- Interdire les boissons gazeuses, les frites et chips.

- Imposer trois repas de poissons par semaine.

- Imposer des légumes fibreux et fruits à tous les jours.

- Boire de l'eau à table et non une quelconque boisson sucrée.

- Couper les collations et le grignotage.

- Éviter les excès tout comme les carences de produits laitiers.

- Ne pas préparer un menu différent pour les enfants (à moins, bien sûr, que celui des adultes soit carencé)

- Laisser les enfants/adolescents manger à leur faim (à condition bien sûr que les règles ci-dessus soient respectées).

- S'assurer qu'ils mangent trois repas par jour, assis à la table, sans bruits ambiants excessifs et sans presse.

J'applique ces règles avec mes propres enfants depuis leur naissance. C'est pourquoi, elles apprécient aujourd'hui et même raffolent des mets les plus exotiques. Je n'ai nul besoin de me battre avec elles pour qu'elles mangent crabe, asperges, huîtres crues, choux de Bruxelles… Au contraire, tenter de les en priver dégénérerait un conflit !

Mise en garde

Le lecteur doit résister à la tentation de ne retenir de ce livre que les recommandations qui lui plaisent et d'ignorer celles qui impliquent de changer ses mauvaises habitudes alimentaires. Hélas, ce comportement est très fréquent chez les gens qui ont du poids à perdre.

Plusieurs lecteurs m'ont félicité pour cet ouvrage mais, du même coup, m'ont révélé avec un brin de présomption qu'ils en appliquaient déjà les préceptes. Or, une courte enquête de quelques questions a suffi à démontrer que, bien au contraire, certaines de leurs habitudes alimentaires entraient en conflit direct avec au moins un principe fondamental du régime néopaléolithique. Soyez donc sincère : si vous avez du poids à perdre, c'est que vous ne suivez pas mes recommandations.

Par exemple, les gens cardiaques ne doivent pas retenir qu'ils peuvent désormais consommer viande rouge, beurre, crème, et fromages fins à volonté s'ils ne consomment pas une quantité équivalente de poisson de mer. Les gens obèses ne doivent pas cesser de compter leurs calories s'ils ne cessent pas en même temps de consommer des mauvais glucides et des mauvais gras.

Nombre de diètes à la mode font miroiter des résultats mirobolants grâce à des combinaisons alimentaires magiques. Hélas, la magie n'existe pas en nutrition. Vous devez changer vos habitudes alimentaires, probablement même vos habitudes de vie. Je suis désolé de vous décevoir.

12

L'art de bien manger

L'éducation alimentaire

À chaque fois je que je fais l'épicerie, je ne peux m'empêcher d'épier le panier du client qui me précède à la caisse. Il s'agit sûrement d'un plaisir masochiste car, à chaque fois, je suis horrifié de voir ce que les gens achètent. Je fréquente rarement les allées centrales des épiceries. Et pour cause. C'est là qu'on y vend toutes ces chips, boissons gazeuses et autres ordures du genre.

La triste réalité est qu'une partie de la population ne sait pas s'alimenter et encore moins cuisiner. L'un n'est pas étranger à l'autre, la plupart des mauvais aliments étant les prêts-à-manger. Or, selon Statistiques Canada, les ventes de plats cuisinés surgelés au Canada ont augmenté de 11 % en 2003. Les gens se justifient par la médiocrité de leurs talents culinaires ou tout simplement le manque de temps.

Ce dernier argument est fallacieux. Ma situation monoparentale et mes obligations professionnelles exigeantes ne m'empêchent pas de cuisiner pour mes enfants et moi-même des mets sains, différents et frais à chaque soir de la semaine. Bien que j'admette me lancer fréquemment dans de grandioses entreprises gastronomiques à multiples services au cours de la fin de semaine, je réussis à préparer des repas succulents en quelques minutes seulement au cours de la semaine. Cuisine rapide n'est pas forcément incompatible avec cuisine santé.

Les Américains mangent des hamburgers et des hot dogs depuis plus de cinquante ans, me direz-vous, comment la malbouffe peut-elle être responsable de la flambée récente de l'obésité ? J'ai déjà fourni plusieurs explications comme l'index glycémique, les gras trans, l'équilibre oméga-3/oméga-6, et les fibres alimentaires. À mon sens, il y a aussi d'autres facteurs tout aussi importants, mais dont la science ignore encore les mécanismes. Par exemple, nous commençons tout juste à comprendre le rôle que jouent certaines substances enzymatiques contenues dans les aliments naturels comme les polyphénols. Or, la plupart du temps, le traitement industriel détruit ces substances et donc en prive des bienfaits.

En réinventant la façon de cultiver les végétaux, d'élever les animaux, de préparer les aliments, l'homme a joué à l'apprenti sorcier avec ses mécanismes physiologiques avec les conséquences que l'on constate maintenant. Dans son film « Supersize Me »[137], Morgan Spurlock prend 11 kg en un seul mois après avoir mangé matin, midi et soir chez McDonald's. Sans comprendre exactement pourquoi, il faut admettre que l'invention de la restauration rapide aura été l'un des plus grands échecs du XXe siècle. De fait, la malbouffe a causé plus de décès que toutes les guerres réunies.

Il y a trente ans, les campagnes publicitaires des restaurateurs de malbouffe ciblaient directement les jeunes enfants afin de les accoutumer le plus tôt et donc le plus efficacement possible au goût particulier de la malbouffe (pour ce faire, l'un d'entre eux a même créé une mascotte pour attirer l'attention des enfants). Cette audacieuse stratégie à long terme visait à fidéliser cette future clientèle en reprogrammant ses attentes gustatives. Ces jeunes enfants qui ont désormais atteint l'âge adulte sont maintenant conditionnés à ne manger que de la malbouffe. Or les conséquences de cette dépendance à la malbouffe sont désastreuses pour la santé publique. Jamais dans l'histoire de l'humanité n'a-t-on observé un taux d'obésité si élevé chez les adolescents et jeunes adultes.

Il est déplorable de voir tant de jeunes lever le nez sur les légumes frais ou le poisson alors qu'ils se gavent de poutines et de boissons gazeuses. Hélas, l'obésité infantile favorise un plus grand nombre de cellules adipeuses et il sera beaucoup plus difficile de retrouver une taille esthétique à l'âge adulte même en adoptant alors une alimentation saine.

De plus, en adoptant la malbouffe américaine, les jeunes sacrifient non seulement leur santé, mais aussi leur culture. En effet, dans tous les pays du monde, les habitudes alimentaires font partie du patrimoine culturel et distinguent un peuple des autres au même titre que la langue ou l'architecture.

Au-delà de l'économie

L'essentiel du régime néopaléolithique consiste à perdre son accoutumance à la nourriture industrielle et ainsi revenir aux sources de la vie.

Rappelez-vous que plusieurs compagnies ont intérêt à ce que vous mangiez mal et restiez en mauvaise santé. D'abord, il y a les compagnies agroalimentaires qui produisent la nourriture industrielle. Celles-ci perdraient des milliards de dollars si les gens préparaient eux-mêmes leur nourriture à partir d'ingrédients sains au lieu de manger dans un « fast food » ou encore d'acheter des mets prêt-à-manger.

Ensuite, il y a les compagnies pharmaceutiques. Celles-ci perdraient également une fortune si les gens s'alimentaient adéquatement parce que les ventes de médicaments déclineraient aussitôt. Ces compagnies vont même jusqu'à cacher les résultats de leurs études scientifiques lorsque leurs divulgations risquent d'abaisser les ventes d'un médicament.

Si toute la population du pays appliquait les recommandations de ce livre, les compagnies de cigarettes feraient faillite, la plupart des restos rapides fermeraient et les ventes des compagnies pharmaceutiques diminueraient de moitié.

Les médecins doivent souvent prescrire des médicaments à vie pour réduire le taux de cholestérol alors que le patient pourrait arriver au même résultat en changeant simplement ses habitudes de vie. De plus, il est plus payant pour un médecin payé à l'acte de prescrire un médicament en cinq minutes que de prendre une demi-heure pour corriger les déficiences alimentaires de son patient. Une autre réalité est que souvent le médecin ne sait même pas lui-même comment bien s'alimenter. Le temps de cours consacré spécifiquement à la nutrition pendant sa formation n'est que de 45 heures.

Contrairement aux autres professionnels de la santé, la formation des diététistes est consacrée au seul sujet de la nutrition. Ils sont donc en principe les mieux habilités à conseiller sur le sujet. Malheureusement, quelques diététistes utilisent leur titre académique pour mousser la vente de livres qui prônent des idées personnelles ne découlant d'aucune démarche scientifique (par exemple, les livres sur le végétarisme). Ces comportements peuvent causer de sérieux préjudices à la santé publique et mériteraient d'être sanctionnés sévèrement par leur ordre professionnel.

Finalement, si l'état jouait son rôle et investissait davantage en prévention, il récupérerait plusieurs fois sa mise sous forme d'économies des coûts de la santé. Le régime d'assurance maladie devrait couvrir les honoraires des médecins, pharmaciens et diététistes lorsqu'ils dispensent des conseils de santé. L'état devrait même subventionner le gymnase du quartier. Le coût de ces subventions proviendrait d'une taxe spéciale sur la malbouffe. Hélas, l'appareil gouvernemental étant renouvelé aux quatre ans, aucun politicien n'a assez de vision à long terme pour promulguer un tel projet de loi. De plus, les lobbies agroalimentaires et pharmaceutiques sont très puissants.

Au-delà de la silhouette

Pour atteindre le poids santé, nous avons vu que la qualité des aliments compte autant que la quantité. De plus, une bonne alimentation ne saurait suffire seule à l'atteinte de ce poids optimal. Il faut procurer à l'organisme un minimum d'activité physique par semaine pour que cette bonne alimentation livre ses fruits. Finalement, l'hygiène de vie détermine également la santé et incidemment l'habileté de l'organisme à maintenir naturellement son poids santé.

Nous avons vu également que le pourcentage de gras corporel était une mesure plus représentative de l'atteinte du poids santé que la masse du corps comme telle. Ce livre aurait donc dû s'intituler « l'atteinte du pourcentage de gras corporel optimal», mais ce titre n'est pas très accrocheur.

> *La silhouette que vous recherchez*
> *ne correspond peut-être pas au poids santé.*

La raison peut être psychologique parce que vous êtes victime des stéréotypes médiatiques. Elle peut être professionnelle parce que vous êtes un athlète professionnel. Elle peut également être physiologique parce que vous avez une accumulation adipeuse localisée. Dans ce dernier cas, le régime draconien qui fera disparaître cet amas de graisse vous rendra probablement malade. Vous seriez mieux de faire appel à la liposuccion. Si, au contraire, votre excédent de gras est également distribué à travers votre corps, la liposuccion ne peut rien faire pour vous sinon enlaidir davantage votre silhouette.

Avant d'entreprendre un régime, il est donc primordial de se questionner sur l'objectif véritable que l'on vise. Perte de poids et entraînement physique ne riment pas toujours avec santé. La méthode naturelle préconisée dans ce livre vise d'abord et avant tout la santé. La silhouette mince et musclée en est un effet secondaire.

Il existe plusieurs façons rapides, mais préjudiciables pour la santé, de perdre du poids. L'anorexie, le tabagisme, l'anxiété, le stress en sont quelques exemples. Une personne sensée n'envisage pas délibérément d'avoir recours à ces moyens.

Une façon plus insidieuse de troquer la santé pour la silhouette est de suivre l'une de ces nombreuses diètes instantanées, mais forcément néfastes pour l'organisme. Ces diètes sont généralement populaires parce qu'elles livrent la marchandise…mais à quel prix? Non seulement l'effet amaigrissant ne dure que le temps de la diète, mais en plus il hypothéque sérieusement la santé.

Le principe de base de ces diètes est simple. Elles créent une carence quelconque dans l'alimentation qui perturbe alors la santé et le corps maigrit comme à la suite d'une maladie. Par exemple, certaines diètes consistent à déséquilibrer l'alimentation en ne mangeant aucun glucide. Une carence importante en glucide entraîne la *cétose* qui à son tour entraîne la déshydratation. Comme l'eau compose 80 % du corps humain, on assiste alors à une perte de poids, mais pas nécessairement à une perte de gras.

La méthode néopaléolithique déborde du sujet de la nutrition. Elle vise un mode de vie propice à l'atteinte de la santé. Le meilleur entraînement physique ne saurait réparer les pots cassés d'une mauvaise alimentation et réciproquement la meilleure alimentation ne saurait compenser le manque d'exercice. De plus, le meilleur entraînement et la meilleure alimentation combinés n'effaceront pas les méfaits du tabagisme ou de l'alcoolisme.

D'un point de vue philosophique ou spirituel, chaque femme et chaque homme devraient accorder plus d'importance à la santé qu'à la silhouette. Dans les faits, nous assistons souvent à l'inverse.

Pourquoi bien manger ? D'abord pour rester en santé.

Au-delà de la santé

Depuis le début de ce chapitre, je claironne haut et fort l'importance de la santé. Néanmoins, l'objectif ultime de tout être humain n'est-il pas d'atteindre le « bien-être », voire le « mieux-être » ? Bien sûr la santé détermine en grande partie le bien-être. Il suffit d'une bonne grippe pour s'en rappeler. Mais le bien-être ne s'arrête pas là. Le bien-être dépend également de petites choses de la vie difficiles à quantifier scientifiquement. Autrement, la vie serait morose. Le succès se résumerait à une liste de paramètres physiologiques comme le pourcentage de gras corporel, le taux de cholestérol, la pression artérielle, le pouls au repos, le nombre de METS. Viendraient ensuite les notes académiques, le revenu annuel, le nombre d'enfants, le nombre d'heures de bénévolat, etc...

Ainsi, manger n'est pas seulement une affaire de silhouette ou même de santé. Je serais bien mal placé pour prétendre le contraire. Si l'on mange pour vivre, on vit également pour manger. Nier cette réalité, c'est nier une partie de l'être humain.

La langue a souvent monopolisé les revendications politiques du Québec. Or, autant la langue qui goûte que celle qui parle distingue les Québécois du reste de l'Amérique du Nord. Sur ce continent, les Québécois sont souvent les pionniers des nouvelles habitudes alimentaires. Plusieurs sociétés agroalimentaires européennes l'ont compris et se servent du Québec comme tremplin pour pénétrer le marché américain.

Tout comme la langue, l'alimentation définit souvent la culture d'un peuple, d'un pays et même d'une religion. Pour moi, l'un des plaisirs de voyager est de goûter à des mets exotiques et différents.

Dans la vie courante, la table joue un rôle central. Il s'agit du lieu de réunion de plusieurs familles, du lieu de fraternisation avec les amis, du lieu de consolidation de relations d'affaires, du lieu romantique privilégié pour plusieurs couples.

Par conséquent, tout ouvrage sur la nutrition est incomplet s'il ne traite que des aspects scientifiques. Le corps est plus qu'une machine et les aliments sont plus que du carburant. En fait, les aliments fournissent les matériaux de construction qui nous composent :

Nous sommes ce que nous mangeons.

Cette affirmation célèbre d'Hippocrate dépasse le cadre biochimique exposé précédemment. Cette affirmation doit être interprétée également au sens culturel.

Nos habitudes alimentaires en disent long sur nous-mêmes. Elles expriment notre origine culturelle, notre éducation, notre scolarité, notre érudition, notre tempérament et même nos problèmes psychologiques. Observez les gens manger et vous en apprendrez beaucoup sur eux. Souvent, l'entrepreneur en construction aime le steak saignant, la romantique dévore le chocolat, l'écologiste raffole des légumes verts, etc…

Il existe une symbiose étroite entre l'équilibre alimentaire et l'équilibre mental. Le désordre de l'un entraîne souvent le désordre de l'autre. Nous avons vu qu'une carence en certains gras omega-3 peut entraîner des désordres psychiatriques. À l'inverse, ces derniers se manifestent souvent dans les habitudes alimentaires.

Chaque aliment consommé en trop grande quantité ou en trop faible quantité révèle un trait de personnalité. Souvent les gens aux prises avec des phobies refuseront catégoriquement d'avaler un aliment sans jamais même y avoir goûté sinon que par le bout des lèvres.

***Observez bien votre assiette
car tous vos démons s'y retrouvent.***

Se nourrir est aussi un art qu'on peut comparer à la musique. Manger des mets mexicain épicés, c'est comme écouter du rock heavy metal. Manger des « rillettes aux deux saumons et sa mayonnaise de cresson », c'est comme écouter le « concerto pour deux violons de Bach ». Manger une « salade de crevettes aux agrumes », c'est comme écouter le « printemps » de Vivaldi. Manger des sushis, c'est comme écouter du jazz. Et ainsi de suite. Vous avez certainement vos propres parallèles musico-alimentaires.

Apprendre à s'alimenter convenablement implique des notions scientifiques, mais aussi socioculturelles. Le nombre d'aliments dépasse de loin le nombre d'éléments nutritifs essentiels. Deux personnes peuvent ainsi s'alimenter bien différemment et pourtant rencontrer les besoins du corps humain. Pourquoi alors varier son alimentation ? Pour les mêmes raisons qu'on ne porte pas toujours les mêmes vêtements.

Ainsi une alimentation adéquate doit non seulement passer le test biochimique, mais aussi refléter votre identité culturelle et individuelle. En dernier lieu, mais non le moindre, une alimentation adéquate doit également vous procurer du plaisir sinon vous passez à côté de la vie.

Ce plaisir prend différentes formes. Il peut être gourmand, gourmet, familial, social, amical, romantique et même aventurier. Quand quelqu'un m'annonce qu'il ne mange pas de fruits de mer ou ne boit pas de vin, j'ai presque autant de peine que s'il m'annonçait avoir le cancer généralisé. Bien sûr, il s'agit d'un point de vue épicurien. On peut même qualifier mon régime du même épithète.

Il arrive parfois que la mission sociale ou spirituelle de l'alimentation entre en conflit avec la mission santé. C'est le cas de la fête Yom Kippour où les Juifs doivent jeûner ou encore celle de Noël où les Chrétiens s'empiffrent.

Il arrive aussi que la gourmandise l'emporte sur la raison. J'ai déjà avalé trois steaks de 16 onces au cours d'un seul et même repas. J'étais dans un restaurant « All-you-can-eat » de Lake Placid aux États-Unis. Vous auriez dû voir la tête des gens obèses autour de moi qui n'en pouvaient plus après seulement deux steaks identiques. Toutefois, le lendemain je faisais l'aller-retour du sommet du mont Algonquin (1 600 m) en moins de quatre heures. Je n'y ai rencontré aucune des personnes de la veille.

Si vous prenez soin de votre corps en général, celui-ci vous pardonnera ces excès. Le corps n'est pas difficile au fond. Encore ne faut-il pas lui faire la vie dure à longueur d'année.

J'admets boire plus de vin que le prônent mes propres recommandations. Suis-je en contradiction avec ce que je prêche? Pas réellement. Mon régime me permet de limiter les dégâts car autrement je pèserais probablement dans les 100 kg. Le prix à payer pour mes excès est un petit bourrelet au ventre. J'accepte sciemment de payer ce prix pour m'adonner librement à l'un de mes vices préférés : la gourmandise.

D'autres préfèrent un corps parfait, mais une alimentation moins fastueuse. C'est une question de choix personnel. Qu'importe qui vous êtes, Adonis ou Gargantua, mon régime minimisera toujours votre gras corporel à plaisir comparable.

Vous arriveriez au même résultat en limitant systématiquement vos calories à vie et à condition de ne jamais tricher, mais au prix de quels sacrifices et privations ? La vie comporte déjà son lot de souffrances et de déceptions. Pourquoi en ajouter ?

Pour rester à jour sur l'alimentation néopaléolithique, consultez le site web : http://www.neopaleolithic.com

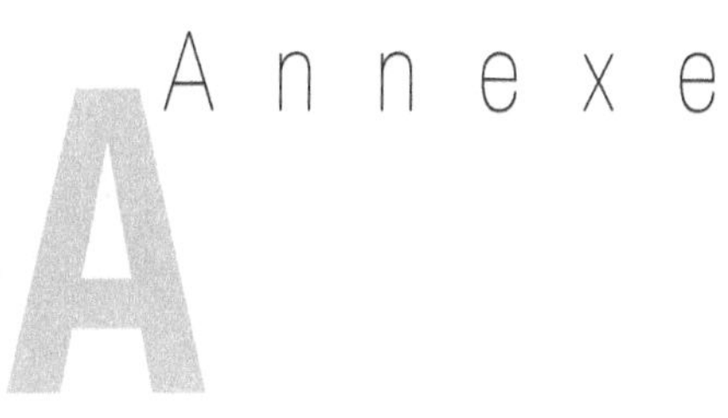

Réponses aux questions de l'auto-test du chapitre un.

Question 1 : Faux

Question 2 : Faux

Question 3 : Faux

Question 4 : Faux

Question 5 : Faux

Question 6 : Faux

Question 7 : Faux

Question 8 : Faux

Question 9 : Faux

Question 10 : Faux

Question 11 : Vrai

Question 12 : Vrai

Question 13 : Faux

Question 14 : Faux

Question 15 : Faux

Question 16 : Vrai

Question 17 : Faux

Question 18 : Faux

Question 19 : Faux

Question 20 : Faux

B Annexe

Tableau croisé des index et charges glycémiques

Le tableau bidimensionnel[138] de la page suivante présente à la fois l'index et la charge glycémique de certains aliments. L'index glycémique apparaît en abscisse et la charge glycémique en ordonnée. Évidemment, les pires aliments sont ceux qui ont à la fois des charge et des index glycémiques élevés.

	INDEX BAS	**INDEX MOYEN**	**INDEX HAUT**
CHARGE BASSE	Céréales de son (8,42) Pommes (6,38) Carottes (3,47) Pois chiches (8,28) Raisins (8,46) Petits pois (3, 48) Haricots rouges (7,28) Oranges (5,42) Pêches (5,42) Arachides (1,14) Poires (4,38) Fèves Pinto (10,39) Lentilles rouges (5,26) Fraises (1,40) Maïs sucré (9,54)	Betteraves (5,64) Cantaloup (4,65) Ananas (7,59) Sucre de table (7,68)	Maïs soufflé (8,72) Melon d'eau (4,72) Pain brun (9,71) Pain blanc (10,70)
CHARGE MOYENNE	Jus de pomme (11,40) Bananes (12,52) Sarrazin (16,54) Fettucinis (18,40) Jus d'orange (12,50) Orge perlé (11,25) Pain de levain (15,54)	Céréales Life (16,66) Pommes de terre nouvelles (12,57) Patates sucrées (17,61) Riz sauvage (18,57)	Cheerios (15,74) Shredded wheat (15,75)
CHARGE HAUTE	Linguinis (23,52) Macaronis (23,47) Spaghettis (20,42)	Couscous (23,65) Riz blanc (23,64)	Pommes de terre au four (26,85) Cornflakes (21,81)

Légende : Index glycémique : Bas=1-55   Moyen=56-69   Haut=70-100
Charge glycémique : Basse=1-10   Moyenne=11-19   Haute =20 ou plus

Glossaire

Acide aminé

Au nombre de vingt-deux, ils sont les substances naturelles qui forment les unités structurales élémentaires des protéines. Seulement neuf acides aminés sont essentiels. Le métabolisme synthétise les autres à partir de ces derniers.

Acide arachidonique

Acide gras polyinsaturé de type omega-6 qu'on retrouve naturellement dans les abats et le jaune d'œuf. Il est le précurseur direct des hormones eicosanoïdes. Forme chimique : C20:4n-6

Acide désoxyribonucléique

Ou ADN. Ce sont des chaînes de protéines très complexes qui constituent les chromosomes dans le noyau des cellules et qui contiennent notamment notre identité génétique.

Acide docosahexaenoique

Ou ADH. Acide gras polyinsaturé de type omega-3 qu'on retrouve principalement dans les poissons de mer. Cette substance joue un rôle structural important au niveau des yeux et du cerveau. Le métabolisme réussit difficilement à la synthétiser à partir de l'acide linolénique alpha. C'est pourquoi, cette substance est déficiente chez les végétariens. Forme chimique : C22:6n-3

Acide eicosapentanoique

Ou AEP. Acide gras polyinsaturé de type omega-3 qu'on retrouve principalement dans les poissons de mer. Cette substance joue un rôle structural important au niveau des yeux et du cerveau. Le métabolisme réussit difficilement à la synthétiser à partir de l'acide linolénique alpha (ALA). C'est pourquoi, cette substance est déficiente chez les végétariens. Forme chimique : C20:5n-3

Acide linoléique

Ou AL. Acide gras polyinsaturé essentiel de type omega-6 qu'on retrouve dans les noix et huiles végétales. Le métabolisme nécessite cette substance pour synthétiser les autres acides gras omega-6 plus complexes. En général, il se consomme trop d'acide linoléique dans les pays occidentaux. Forme chimique : C18:3n-6

Acide linolénique alpha

Ou ALA. Acide gras polyinsaturé essentiel de type omega-3 qu'on retrouve dans les légumes verts à feuilles et certaines huiles végétales (surtout huile de lin). Le métabolisme nécessite cette substance pour synthétiser les autres acides gras omega-3 plus complexes mais y arrive difficilement. Forme chimique : C18:3n-3

Acide linolénique-dihomo gamma

Ou ALDG. Acide gras polyinsaturé de type omega-6 naturellement présent dans le lait maternel et les abats. Sauf chez les nouveau-nés, le métabolisme synthétise l'acide linolénique dihomo-gamma à partir de l'acide linolénique-gamma (ALG). Les enfants nourris au biberon sont donc carencés en cette substance qui sert notamment à produire les hormones eicosanoïdes. Forme chimique : C20:3n-6

Acide linolénique-gamma

Ou ALG. Acide gras polyinsaturé de type omega-6 naturellement présent dans l'huile de primevère et de bourrache que le métabolisme synthétise à partir de l'acide linoléique. Il sert à maintenir les cellules du corps en santé et à produire les hormones eicosanoïdes. Forme chimique : C18:3n-6

Acide oléique

Acide gras mono-insaturé de type omega-9 que l'on retrouve notamment dans l'huile d'olive et l'huile de Canola. L'acide oléique aide à prévenir le cancer, hypercholestérolémie, l'hypertension, le diabète de type 2 ainsi que l'obésité androïde. Il s'agit d'une composante essentielle à tout régime amaigrissant.

Acide palmitique

Acide gras saturé que l'on retrouve dans l'huile de palme et un peu (25 %) dans le chocolat. L'huile de palme est utilisée notamment dans les desserts industriels. L'acide palmitique est beaucoup moins dommageable que les acides gras trans mais sa consommation doit tout de même être minimisée.

Acide phytique

Substance contenue dans les grains qui se lie avec le calcium, le fer, le zinc, et le magnésium pour former des substances insolubles, les phytates et ainsi nuit à l'absorption de ces minéraux.

Acide ribonucléique

Ou ARN. Ce sont des chaînes de protéines très complexes qui agissent notamment comme transporteur de messages génétiques complexes.

Acide stéarique

Acide gras saturé contenu notamment dans le chocolat (35 %) qui, contrairement aux autres gras saturés, ne favorise pas l'hyper-cholestérolémie.

Acides gras

Ce sont les composantes nutritionnelles que l'on retrouve dans les gras et huiles alimentaires. Ils peuvent êtres saturés ou insaturés, essentiels ou non essentiels. Ils constituent des composantes de toutes les cellules du corps. Le corps les utilise également pour synthétiser les hormones eicosanoïdes.

Acides gras essentiels

Ces sont les acides gras que le métabolisme ne peut synthétiser lui-même et qui doivent donc faire partie de la diète alimentaire. Il s'agit de l'acide linoléique, de l'acide linolénique alpha et, parfois, de l'acide eicosapentanoique.

Acrylamide

Substance cancérigène qui se développe lors de la friture de féculents à haute température comme les chips, frites et céréales commerciales.

Actine

Protéine qui, combinée avec la myosine, est responsable de la contraction des muscles.

ADH

Acide docosahexaenoique

ADN

Acide désoxyribonucléique

Adrénaline

Hormone sécrétée par les glandes surrénales en réaction à un stress et qui temporairement accélère la respiration et le rythme cardiaque, et libère dans le sang des réserves énergétiques.

AEP

Acide eicosapentanoique

Aérobique

Se dit de l'exercice physique pendant lequel les muscles tirent leur énergie principalement de la combustion des réserves de graisses du corps. Il s'agit donc d'un exercice relativement peu intense mais long. Il implique obligatoirement une augmentation de la fréquence cardiaque et respiratoire.

AL

Acide linoléique

ALA

Acide linolénique alpha

ALDG

Acide linolénique dihomo-gamma

ALG

Acide linolénique-gamma

Amines aromatiques hétérocycliques

Substance cancérigène qui se développe dans une viande trop cuite ou lorsque la flamme d'un grill atteint directement la chair.

Anaérobique

Se dit de l'exercice physique pendant lequel les muscles tirent leur énergie principalement de la transformation du glycogène en acide lactique. Il s'agit donc d'un exercice relativement intense mais court. Il n'implique pas nécessairement une augmentation de la fréquence cardiaque et respiratoire. La musculation est un exercice anaérobique.

Anandamide

Neurotransmetteur notamment contenu dans le chocolat qui augmente la production d'endorphine et donc la sensation de bien-être.

Anorexie

Voir névrose anorexique.

Anti-inflammatoire

Qui combat l'inflammation.

Antioxydant

Molécule (le plus souvent une vitamine ou un oligo-élément) qui combat l'oxydation des tissus (comme le cholestérol LDL à l'intérieur des artères) en neutralisant l'excès de radicaux libres.

Appellation contrôlée

Désignation d'un aliment par le lieu géographique où il a été produit. L'appellation contrôlée est un gage de qualité car elle certifie que l'aliment a été produit selon ses normes.

ARN

Acide ribonucléique

Artériosclérose

Voir athérosclérose

Athérosclérose
Durcissement et épaississement de la paroi interne des artères.
L'athérosclérose diminue la section disponible à la circulation
du sang.

Bêta-carotène
Vitamine (A) anti-oxydante contenue notamment dans plusieurs
légumes jaunes.

Caféine
Drogue stimulante contenue notamment dans le café, le thé et le
cola.

Calorie
Unité de mesure d'énergie qui correspond à 4,19 joules, soit la
chaleur requise pour élever la température d'un gramme d'eau d'un
degré Celsius

Calorie diététique
Unité de mesure d'énergie qui correspond à 4,19 kilojoules ou mille
calories, soit la chaleur requise pour élever la température d'un
kilogramme d'eau d'un degré Celsius

Canola
Plante issue de croisements génétiques avec le colza dont on extrait
une huile mono-insaturée qui constitue un substitut économique à
l'huile d'olive.

Cardiopathie
Maladie du cœur.

Cardiovasculaire
Relatif au cœur et vaisseaux sanguins.

Catéchine

Tannin contenu dans le thé vert qui est un polyphénol de type flavonoïde. Les catéchines ont des propriétés antioxydantes, anti-cancérigènes, anti-anginogènes, anti-bactériennes et antivirales.

Cétose

Surproduction de cétones dans le sang dû à un régime trop pauvre en glucides. La cétose hypothèque les reins avec le temps.

Cholécystokinine

Hormone contenue notamment dans l'huile d'olive qui procure un sentiment de satiété et qui évite ainsi de trop manger.

Cholestérol

Lipoprotéine qui se retrouve dans la plupart des tissus de l'organisme et qui sert notamment à la synthèse de plusieurs hormones vitales. Il existe au moins trois sortes de cholestérols : HDL, LDL, et VLDL. La plupart (80 %) du cholestérol est synthétisé par l'organisme lui-même.

Cis

Se dit des acides gras polyinsaturés qui sont liquides à la température de la pièce. Les gras cis comprennent les acides gras omega-3 et omega-6.

Collagène

Protéine fibreuse insoluble de la matrice extracellulaire du tissu conjonctif. C'est la protéine la plus abondante du règne animal. On la retrouve notamment dans le derme, les os, les tendons, les ligaments et la cornée

Complet

Se dit du pain préparé à partir d'une farine complète non raffinée et de levure.

Corticolibérine

Neurotransmetteur qui augmente l'appétit. Peut-être secrété notamment suite à un excès de stress.

D5D

Delta 5 désaturase

D6D

Delta 6 désaturase

Delta 5 désaturase

Enzyme qui favorise la conversion de l'acide linolénique-dihomo gamma (ALDG) en mauvaises eicosanoïdes.

Delta 6 désaturase

Enzyme qui favorise la conversion de l'acide linoléique (AL) en acide linolénique-gamma (ALG).

Diabète

Dysfonctionnement de la régulation de l'insuline. Voir diabètes de type 1 et de type 2.

Diabète de type 1

Ou diabète classique ou diabète maigre. Cette maladie consiste en un dysfonctionnement du pancréas et ses symptômes apparaissent dès l'enfance. Comme l'organisme du diabétique ne produit pas suffisamment d'insuline, ce dernier doit donc s'en injecter quotidiennement.

Diabète de type 2

Ou diabète gras. Cette maladie consiste en une résistance des cellules du corps à l'action de l'insuline, phénomène qu'on appelle *insulinorésistance*. Ses symptômes apparaissent plus tard à l'âge adulte. Outre le facteur héréditaire, il est dû à une mauvaise alimentation et/ou un manque d'exercice physique.

Eicosanoïde
Hormone paracrine de durée de vie très courte. La science dénombre huit familles d'eicosanoïdes dont les prostaglandines et les thromboxanes. Elles sont impliquées dans plusieurs processus métaboliques dont la stimulation des muscles lisses, la régulation de la biosynthèse des stéroïdes, la régulation de la transmission nerveuse, la sensibilisation à la douleur et la médiation de la réponse inflammatoire. Plusieurs maladies proviennent d'un déséquilibre des eicosanoïdes dont notamment les maladies auto-immunes et psychiatriques.

Embonpoint
Simple surcharge pondérale définie par un indice de masse corporelle (IMC) située entre 24 à 29 pour la femme et 26 à 30 pour l'homme.

Endocrine
Se dit des hormones sécrétées dans le sang.

Endorphine
Famille de drogues naturelles produites par l'organisme qui procurent un effet similaire à la morphine mais sans les inconvénients. Les endorphines jouent un rôle déterminant dans le sentiment de bien-être.

Enzyme
Substance qui favorise une réaction chimique sans servir d'intrant à la réaction elle-même.

Épeautre
Variété de blé ancestral. L'épeautre est plus facile à digérer que le blé moderne et sert souvent de substitut en cas d'allergie au gluten. Il offre aussi de meilleures propriétés nutritionnelles dont des teneurs élevées en magnésium et vitamines B1 et B2.

Facteur bêta (ß)
Facteur de rétroaction dans le mécanisme de régulation du stockage des graisses par le pourcentage de gras corporel. Plus le facteur bêta est élevé, moins le corps engraisse facilement.

Féculent
Glucide riche en amidon donc énergétique mais pauvre en vitamines et oligo-éléments. Les pommes de terre, le riz, et les céréales entrent dans cette catégorie des glucides. Les féculents présentent généralement un index glycémique élevé et sont à éviter.

Fibre
Substance qui n'a aucune valeur nutritive en soi, mais qui est quand même nécessaire au bon fonctionnement du système digestif, en particulier des intestins. Il existe des fibres solubles et des fibres insolubles.

Fibre insoluble
Les fibres insolubles se gorgent d'eau dans l'intestin et ce faisant augmentent le volume des selles. Cette action bénéfique prévient la constipation et le cancer des intestins et favorise la désintoxication. Les fibres insolubles proviennent du son des céréales et de certains légumes fibreux comme le céleri.

Fibre soluble
Les fibres solubles abaissent le cholestérol sanguin et diminuent l'index glycémique global du repas. Ils proviennent généralement des fruits, légumes et légumineuses.

Flavonoïde

Importante famille des polyphénols. Les flavonoïdes sont de puissants antioxydants et anti-inflammatoires qu'on retrouve notamment dans les fruits et légumes frais, le chocolat, le vin rouge et le thé vert. La famille des flavonoïdes se divise en sous-familles : flavonols (quercétine, catéchine), flavones, flavanones, isoflavones, flavanols, anthocyanes et proanthocyanidines.

FMMB

Facteur multiplicatif du métabolisme de base

Folate

Vitamine B9 ou encore acide folique. Une carence en acide folique peut entraîner une anémie, des troubles digestifs et neurologiques, des avortements spontanés, des accouchements prématurés et des malformations congénitales.

Fructose

Sucre simple ($C_6H_{12}O_6$) ayant un pouvoir sucrant 1,75 plus élevé que le sucre de table mais dont l'index glycémique n'est que de 23. Il s'agit donc d'un substitut intéressant au glucose qu'on retrouve surtout dans les fruits.

Glucagon

Hormone qui a un effet opposé à celui de l'insuline. Elle favorise la libération du glucose dans le sang à partir du glycogène stocké dans le foie.

Glucide

Ou hydrates de carbone. Un des trois macro-éléments essentiels de l'alimentation. Formule chimique générique $C_x(H_2O)_y$

Glucose

Sucre simple ($C_6H_{12}O_6$) ayant un pouvoir sucrant 1,33 plus bas que le sucre de table et dont l'index glycémique est de 100 (par définition). Il s'agit d'un très mauvais sucre pour la consommation humaine. On le retrouve surtout dans les desserts industriels.

Glycémie

Niveau de glucose dans le sang. Taux normal (glycémie à jeun) : 0,8 à 1,1 g/l, c'est-à-dire 4 à 6,1 mmol/l.

Glycogène

Forme sous laquelle est stocké le glucose dans les muscles et le foie.

Graisse

Lipide solide à la température de la pièce.

HDL

High Density Lipoprotein. Il s'agit du bon cholestérol. Il doit être le plus élevé possible.

Hémique

Relatif au sang. Le fer hémique provient de la viande alors que le fer non-hémique provient des végétaux.

Herboristerie

Science ancienne qui consiste à guérir à partir de plantes médicinales. Le diplôme de *Pharmacien herboriste* a été supprimé en Europe en 1941. L'herboristerie fait partie aujourd'hui des médecines douces et n'est plus reconnue par la science moderne.

Histidine

Il s'agit d'un acide aminé essentiel seulement pour le nouveau-né. Par la suite, le métabolisme le synthétise à partir des autres acides aminés essentiels.

Homéopathie
Science ancienne qui consiste à guérir à partir de remèdes à doses infinitésimales obtenues par dilutions successives qui, à doses plus élevées, produiraient chez un homme en santé des symptômes similaires à ceux de la maladie à combattre. La dernière école d'homéopathie a fermé aux États-Unis en 1920. L'homéopathie fait partie aujourd'hui des médecines douces et n'est plus reconnue par la science moderne.

Homocystéine
Substance sanguine reliée à une plus grande incidence de cardiopathies et produite en présence d'une carence en folates (vitamine B9).

Hormone
Substance chimique sécrétée par une cellule, tissu ou organe de l'organisme et qui exerce une action sur une autre cellule, tissu ou organe. Les hormones sont en quelques sortes des messagers chimiques. Elles constituent un moyen de communication à l'intérieur du corps à l'instar des nerfs.

Hormone de croissance
Hormone sécrétée par l'hypophyse qui régule la croissance avant l'âge adulte et par la suite différents processus métaboliques comme la régénération des tissus, la guérison des lésions, l'entretien des organes vitaux dont le cerveau, la production d'enzymes, la croissance des cheveux et des ongles. La production de l'hormone de croissance diminue avec l'âge, ce qui explique probablement le vieillissement. Toutefois, sa production à l'âge adulte peut être stimulée par l'activité physique et une saine alimentation.

Huile
Lipide liquide à la température de la pièce.

Huile végétale hydrogénée
Acide gras trans synthétique. Voir trans.

Hydrate de carbone
Synonyme de glucide.

Hypercalorique
Se dit d'un aliment très énergétique.

Hypercholestérolémie
Excès de cholestérol dans le sang.

Hyperglucidique
Se dit d'un aliment dont l'index glycémique est très élevé (>70).

Hyperglycémie
Glycémie trop élevée. Excès de glucose dans le sang.

Hyperinsulinémie
Excès de production d'insuline faisant suite la plupart du temps à une hyperglycémie.

Hypertonique
Solution dont le soluté est en concentration supérieure à une référence (normalement le plasma sanguin).

Hypoglycémie
Glycémie trop basse. Déficit de glucose dans le sang.

Hypoprotéinique
Se dit d'un aliment riche en protéines.

Hypotonique
Solution dont le soluté est en concentration inférieure à une référence (normalement le plasma sanguin).

IMC
Indice de masse corporelle.

Index glycémique
Capacité d'un aliment à augmenter la glycémie suite à son ingestion. Par définition, le glucose a un index glycémique de 100. Les autres aliments sont mesurés à partir de cette référence. Un index glycémique supérieur à 50 est préjudiciable pour la santé. Voir tableau à l'annexe B.

Indice de masse corporelle
Il s'agit d'une mesure pratique de la charge pondérale qui est obtenue en divisant la masse (kg) par le carré de la taille (m). Ainsi un indice de 19 à 23 pour la femme est jugé normal (20 à 25 pour l'homme). Cet indice est imprécis car il ne tient pas compte de la grosseur de l'ossature qui varie d'un individu à l'autre.

Insaturé
Diminutif pour *insaturé d'hydrogène*. Se dit des acides gras qui possèdent au moins un lien double entre deux atomes de carbone successifs donc un atome d'hydrogène manquant. Les acides gras insaturés sont liquides à la température de la pièce (ex. huiles végétales).

Insuline
Hormone qui a un effet opposé à celui du glucagon. Elle favorise le stockage du glucose sanguin sous forme de glycogène dans le foie et les muscles.

Insulinorésistance
Dysfonctionnement de la régulation de la glycémie quand les cellules réagissent peu ou moins à la présence d'insuline.

Intégral

Se dit du pain préparé à partir d'une farine complète non raffinée et de levain naturel.

Isotonique

Solution dont le soluté est en concentration équivalente à une référence (normalement le plasma sanguin).

Kamut

Variété de blé ancestral qui était cultivée par les Égyptiens. Le Kamut est plus facile à digérer que le blé moderne et sert souvent de substitut en cas d'allergie au gluten. Aussi il offre de meilleures propriétés nutritionnelles dont une teneur élevée en sélénium et un index glycémique bas.

Kératine

Protéine fibreuse constituant notamment les ongles, les poils et les cheveux.

Kilojoule

= 1000 joules. Unité d'énergie. Voir calorie.

Lactose

Sucre double (disaccharide) contenu dans le lait des mammifères.

LDL

Low Density Lipoprotein. Il s'agit du mauvais cholestérol. Il doit être le plus bas possible.

Lectine

Protéine allergène contenue surtout dans les légumineuses dont les fèves de soya. Il s'agit de pesticides naturels qui protègent la plante contre les infections fungiques et bactériennes. Si ingérées, les lectines attaquent les organes vitaux du corps. Par contre, elles sont détruites à la cuisson.

Légumineuse
Plante dont le fruit est une gousse. Cette dernière est une importante source végétale de protéines.

Lentinan
Polysaccharide contenu dans les champignons Shiitake qui combat le cancer.

Leptine
Hormone qui sert de signal de rétroaction biologique pour contrôler la faim. La sensation de la faim est proportionnelle à la présence de cette hormone. Un disfonctionnement de son mécanisme est souvent une cause d'embonpoint.

Leucine
Acide aminé essentiel.

Levain
Ferment naturel qui fait lever le pain intégral. La levure et la levure chimique ont remplacé le levain dans les boulangeries industrielles.

Levure
Champignon microscopique unicellulaire qui sert notamment de ferment pour faire lever le pain en remplacement du levain. Certaines levures produisent également l'alcool du vin et de la bière.

Lipide
Un des trois macro-éléments essentiels de l'alimentation. Le lipide contient un ou plusieurs acides gras.

Lipidoprotéique
Se dit d'un aliment riche à la fois en protides et en lipides, par exemple, le fromage.

Lipogénèse

Processus de stockage d'énergie sous forme de graisses.

Lipolyse

Processus de génération d'énergie à partir des réserves de graisses.

Liposoluble

Soluble dans les graisses et non dans l'eau.

Lovastatine

Substance contenue notamment dans les champignons pleurotes qui combat l'hypercholestérolémie.

Lysine

Acide aminé essentiel. Les céréales en sont carencées.

Macro-éléments

Glucide, lipide et protide. Ce sont les trois principaux constituants nutritionnels.

Masse maigre

Masse totale du corps moins la contribution de la masse de gras.

Masse musculaire

Masse totale des muscles du corps.

Métabolisme de base

Quantité d'énergie en calories par heure requise pour maintenir le métabolisme en vie lorsque au repos. Le métabolisme de base augmente avec la taille et le poids, mais diminue avec l'âge.

Méthionine

Acide aminé essentiel. Les légumineuses en sont carencées.

METS

Metabolic Equivalent. 1 MET correspond à la quantité d'oxygène requise par une personne au repos. Le nombre de METS augmente avec l'intensité de l'activité physique. Par exemple, le jogging à 10 km/h requiert typiquement 10 METS. Le nombre maximal de METS qu'un individu peut fournir est une mesure de sa forme physique.

Micro-éléments

Il s'agit des éléments nutritionnels requis en plus petites quantités comme les vitamines et minéraux.

Monoinsaturé

Diminutif pour *monoinsaturé d'hydrogène.* Se dit des acides gras qui possèdent un seul lien double entre deux atomes de carbone successifs donc un atome d'hydrogène manquant. Les acides gras monoinsaturés sont liquides à la température de la pièce (ex. huile d'olive).

Myosine

Protéine qui, combinée à l'actine, est responsable de la contraction des muscles.

Naturopathie

Médecine douce moderne dont la pratique varie considérablement d'un praticien à l'autre. La naturopathie n'a jamais fait l'objet d'une quelconque reconnaissance scientifique.

Néopaléolithique

Néologisme pour désigner l'alimentation préconisée dans ce livre qui consiste à une version moderne et épicurienne du régime alimentaire qui prévalait à l'époque paléolithique.

Neuro-peptide Y

Neurotransmetteur qui augmente l'appétit. Peut être sécrété notamment suite à un excès de stress.

Neurotransmetteur

Substance chimique qui transmet l'information d'un neurone à l'autre, en traversant l'espace situé entre deux neurones consécutifs.

Névrose anorexique

Peur intense de prendre du poids ou de devenir gros, alors que le poids est inférieur à la normale. Souvent les personnes atteintes de ce trouble mental maigrissent au point de se rendre malades et parfois même en mourir.

Névrose orthorexique

Obsession qui consiste à bannir de l'alimentation certains ingrédients au point de créer de dangereux déséquilibres nutritionnels et ce, au nom de principes spirituels ou faussement scientifiques. Le végétarisme est un exemple de névrose orthorexique.

Niacine

Ou vitamine B3 ou PP. Cette vitamine est nécessaire à la formation de deux enzymes indispensables pour l'assimilation des protéines, des glucides et des lipides.

Nitrite

Agent de conservation cancérigène ajouté aux charcuteries industrielles.

Obésité

Surcharge pondérale définie par un indice de masse corporelle supérieur à 30 chez la femme et 31 chez l'homme.

Obésité androïde

Surcharge pondérale concentrée autour de l'abdomen. Symptomatique du diabète de type II.

Obésité gynoïde

Surcharge pondérale distribuée uniformément.

Oligo-éléments
Minéraux essentiels présents en faibles quantités dans l'organisme.

Oméga-3
Se dit des acides gras polyinsaturés dont le premier maillon double est situé en troisième position à partir de l'extrémité de la chaîne de carbone. Il existe trois sortes d'acides gras omega-3. Voir acide linolénique alpha (ALA), acide eicosapentanoique (AEP), et acide docosahexaenoique (ADH).

Oméga-6
Ou acide linoléique. Se dit des acides gras polyinsaturés dont le premier maillon double est situé en sixième position à partir de l'extrémité de la chaîne de carbone.

Oméga-9
Ou acide oléique. Se dit des acides gras polyinsaturés dont le seul maillon double est situé en neuvième position à partir de l'extrémité de la chaîne de carbone.

Orthorexie
Voir névrose orthorexique

Ostéoporose
Maladie qui affaiblit les os et augmente le risque de fractures. Elle est le résultat d'une perte osseuse importante, qui diminue la quantité et la qualité de la structure des os. Un déséquilibre entre la destruction de vieil os et la construction de nouveaux tissus osseux conduit à l'ostéoporose. Ce processus est en partie relié à l'âge, mais plusieurs autres facteurs peuvent provoquer ou accélérer cette perte comme le manque d'exercice ou une mauvaise alimentation.

Paléolithique
Relatif à l'époque paléolithique récente. De 40 000 ans à 10 000 ans avant Jésus-Christ.

Pancréas

Organe responsable notamment de la régulation de la glycémie via l'insuline. Le diabète classique est une maladie du pancréas.

Paracrine

Se dit des hormones agissant localement, c'est-à-dire non sécrétées dans le sang.

PGE1

Voir prostaglandine E1.

Phénylamine

Acide aminé essentiel.

Phenyléthylamine

Drogue stimulante contenue notamment dans le chocolat.

Phytases

Enzymes naturels neutralisant l'acide phytique des grains et ses effets négatifs sur la santé. Les phytases sont stimulées par des traitements ancestraux comme le maltage, la fermentation, le trempage, le blanchissage et le levain.

Phytates

Voir acide phytique.

Phytothérapie

Médecine douce consistant à soigner avec les plantes.

Polyhydroxyphénol

Substance contenue notamment dans le chocolat qui inhibe le développement des microbes buccaux.

Polyinsaturé

Diminutif pour *polyinsaturé d'hydrogène.* Se dit des acides gras constitués de chaînes de 18 à 22 carbones ayant au moins deux liens doubles donc deux atomes d'hydrogène manquants. Les acides gras polyinsaturés sont liquides à la température de la pièce (ex. huile de poisson).

Polyphénols

Famille de substances végétales complexes qui incluent les flavonoïdes (catéchine, quercétine, cyanidine, rutine…), les stilbènes (resvératrol), les acides phénoliques (acides hydroxycinnamiques, acide caféique) et les lignanes (phyto-estrogènes). Ces substances sont les anti-oxydants les plus efficaces qui soient et joueraient un rôle primordial dans la prévention de plusieurs maladies. Les polyphénols sont détruits par le traitement industriel des aliments.

Pourcentage de gras corporel

Ratio formé par la masse de la graisse divisée par la masse totale du corps et exprimé en pourcentage. Il s'agit de la mesure la plus significative de l'embonpoint.

Prostaglandine E1

Hormone eicosanoïde de la famille des prostaglandines dont la fonction vasodilatatrice et anti-inflammatoire combat plusieurs maladies dont les allergies, l'arthrite, l'asthme, les ulcères d'estomac, les troubles du sommeil, les maladies cardiaques, les problèmes de glande thyroïde, la dépression, l'hyperactivité chez les enfants, le syndrome prémenstruel chez la femme et même l'impuissance chez l'homme.

Protéine

Molécule organique azotée pouvant comprendre plusieurs centaines de milliers d'atomes de carbone. Les protéines constituent en grande partie les différents tissus du corps humain.

Protide

Un des trois macro-éléments essentiels de l'alimentation. Les protides comprennent les protéines et acides aminés.

Quercétine

Polyphénol de type flavonoïde. La quercétine a des propriétés antioxydantes, antihistaminiques, anti-inflammatoire, antivirales et anti-cancérigènes. On retrouve notamment la quercétine dans les pommes, les oignons et le thé vert.

Radicaux libres

Molécule dont il manque un électron sur l'orbitale externe d'un ou plusieurs de ses atomes. La molécule est donc instable et cherche à réagir avec une autre molécule. Les radicaux libres interviennent dans plusieurs processus métaboliques. Toutefois un excès de radicaux libres entraîne plusieurs maladies dont le cancer.

REM

Pour Rapid Eye Movements. Se dit de la phase de sommeil profond pendant laquelle l'activité cérébrale est aussi intense que pendant l'état de veille.

Resvératrol

Polyphénol de la famille des stilbènes. Le resvératrol est un puissant anti-oxydant et anti-mutagène qu'on retrouve notamment dans le vin rouge et le vin liquoreux de Sauternes. Il pourrait expliquer en partie le «paradoxe français».

Saccharose

Ou *sucrose*. Il s'agit du sucre de table communément extrait de la betterave sucrière ou de la canne à sucre. C'est une molécule à deux noyaux de carbone ($C_{12}H_{22}O_{11}$) composée d'une molécule de glucose et d'une molécule de fructose. Index glycémique = 65.

Saturé

Diminutif pour *saturé d'hydrogène.* Se dit des acides gras qui possèdent uniquement des liens simples entre atomes de carbone successifs et un atome d'hydrogène par atome de carbone. Les acides gras saturés sont solides à la température de la pièce (ex. beurre).

Sélection naturelle

Concept développé par Darwin pour expliquer l'évolution des espèces vivantes selon lequel les individus les plus forts ont plus de chance de se reproduire que les plus faibles.

Sérotonine

Neurotransmetteur qui favorise notamment la production d'endorphines.

SGP

Voir susceptibilité glycémique personnelle

Shortening

Acide gras trans. Voir trans.

Shortening d'huile végétale hydrogénée

Acide gras trans. Voir trans.

Stilbène

Famille de polyphénol qui comprend notamment le resvératrol.

Sucrose

Voir Saccharose.

Sulfite

Agent de conservation utilisé dans certains vins qui donnent des maux de tête.

Susceptibilité glycémique personnelle
Seuil de tolérance aux aliments à index glycémique élevé. Ce seuil varie considérablement d'un individu à l'autre. Plus il est bas, plus la consommation de sucre perturbe la régulation de l'insuline.

Syndrome X
Théorie développée par le Dr Gerald Reaven selon laquelle les aliments à index glycémique élevé perturbent la régulation de l'insuline, favorisent l'obésité et entraînent toutes sortes de problèmes de santé. Cette théorie est la pierre d'assise de tous les régimes faibles en glucides y compris le régime néopaléolithique.

Théobromine
Drogue stimulante contenue notamment dans le chocolat.

Thréonine
Acide aminé essentiel.

Thrombose
Obstruction d'un vaisseau sanguin pouvant causer, par exemple, un infarctus du myocarde ou un accident vasculaire cérébral.

Thromboxane A2
Hormone eicosanoïde de la famille des thromboxanes dont la fonction vasoconstrictrice et inflammatoire peut causer maints problèmes de santé si elle est produite en trop grande quantité. Elle agit de façon opposée à la prostaglandine E1.

Tissu adipeux
Tissu dans lequel le corps stocke ses graisses pour faire face aux périodes de disette.

Trans

Se dit des acides gras polyinsaturés qui sont solides à la température de la pièce. Cet acide gras est synthétisé industriellement en hydrogénant un acide gras cis. En fait, la molécule de gras trans a le même nombre d'atomes de carbone, oxygène et hydrogène que la molécule originale de gras «cis». La différence réside au niveau de l'organisation spatiale des atomes qui fait en sorte que les nouvelles molécules peuvent s'empiler en cristaux solides à la température de la pièce à l'instar des gras saturés. Ces acides gras sont néfastes pour la santé. Synonymes : huile végétale hydrogénée et shortening d'huile végétale.

Triglycéride

Forme chimique sous laquelle la plupart des graisses se retrouvent dans le corps humain et dans les aliments. La teneur en triglycérides dans le sang est un important indicateur de santé cardiovasculaire.

Tryptophane

Acide aminé essentiel.

TXA2

Voir thromboxane A2.

Type I

Voir diabète de type I.

Type II

Voir diabète de type II.

Valine

Acide aminé essentiel.

Vasoconstricteur

Se dit d'une substance qui favorise la constriction des vaisseaux sanguins.

Vasodilatateur

Se dit d'une substance qui favorise la dilatation des vaisseaux sanguins.

Végan

Se dit des adeptes de la doctrine alimentaire qui consiste à ne manger aucune protéine animale et aucun aliment cuit.

Végétalisme

Doctrine alimentaire qui consiste à ne manger aucune protéine animale.

Végétarisme

Doctrine alimentaire qui consiste à ne tuer aucun animal pour manger. Les végétariens tirent leurs protéines animales notamment des œufs et du fromage.

Vitamines

Substances organiques sans valeur énergétique mais indispensables au fonctionnement de l'organisme qui ne peut les synthétiser lui-même. Elles doivent donc être fournies par l'alimentation, exceptées la vitamine D1 synthétisée par la peau et les vitamines B8 et K dont une partie est synthétisée par la flore bactérienne du gros intestin.

VLDL

Very Low Density Cholesterol. Il s'agit du très mauvais cholestérol. Il doit être le plus bas possible.

Notes bibliographiques

Chapitre 1

[1]   *Journal of the American Medical Association,* juin 2004

[2]   Whitehead RG et al., « Trends in food energy intakes throughout childhood from one to 18 years»; *Hum. Nutr.,* 1982, 36:57-62

[3]   Selon une étude du *Centre de contrôle et de prévention des maladies d'Atlanta publiée dans la revue Obesity Research* de janvier 2004.

[4]   Selon *Éco-Santé,* OCDE, 2003

[5]   Selon l'Institut Canadien d'Information sur la Santé, 2003

Chapitre 2

[6]   En termes chimiques, combustion signifie réaction exothermique avec l'oxygène

[7]   On utilise souvent le poids comme synonyme de la masse. En réalité, le poids est la masse multipliée par la force d'attraction gravitationnelle. Les kilogrammes mesurent la masse, alors que les livres mesurent le poids. La correspondance de 2,2 lbs par kilo n'est donc valide que sur Terre.

Chapitre 3

[8]   Voir ma définition d'un corps en santé à la figure 2mesurent le poids. La correspondance de 2,2 lbs par kilo n'est donc valide que sur Terre.

[9]   Siscovick DS, et al. «Dietary intake and cell membrane levels of long-chain n-3 polyunsaturated fatty acids and the risk of primary cardiac arrest». *JAMA* 1995; 274(17):1363-1367

[10]   Colquhoun I, Bunday S., «A lack of essential fatty acids as a possible cause of hyperactivity in children »., *Med Hypotheses.* 1981 May;7(5):673-9

[11]   Horrobin DF. « The role of essential fatty acids and prostaglandins in the premenstrual syndrome ». *J Reprod Med* 1983;28(7):465-468

[12]   Urciuoli R et al. «Prostaglandin E1 for treatment of erectile dysfunction (Cochrane Review)». In: *The Cochrane Library,* Issue 2, 2004. Chichester, UK: John Wiley & Sons, Ltd

[13]   D'autres facteurs influent également sur la production des enzymes D5D et D6D et incidemment sur la PEG1 comme nous verrons plus tard. Pour le moment, je me limiterai à mentionner que la production de la D6D est pratiquement nulle avant l'âge de 6 mois. Ainsi l'organisme doit puiser sa source d'ALDG dans son alimentation. Or l'un des rares aliments contenant de l'ALDG est le lait maternel (l'avoine en contient un peu également). Voici donc une autre explication scientifique de la supériorité de l'allaitement maternel.

[14]   Voir son livre « *Turn Off the Fat Genes* » (Harmony books, 2001)

[15]   Le Dr Nys parle également d'un troisième type mais ce dernier est davantage dû à des facteurs psychologiques qu'hormonaux

[16] Eaton SB, Eaton SB III, Konner MJ, et al., "An evolutionary perspective enhances understanding of human nutritional requirements," *Journal of Nutrition*, June 1996;126:1732-40.

[17] Concept développé par D.J.A. Jenkins en 1981

[18] L'hyperinsulinémie favorise la sécrétion de l'enzyme delta 5 désaturase (D5D) qui favorise la transformation de l'acide linolénique dihommo gamma (ALDG) en thromboxane (TXA2) et à la fois inhibe l'action de l'enzyme delta 6 désaturase (D6D) essentielle à la production d'ALG, d'ADLG et éventuellement de la PGE1. La figure 3 illustre le mécanisme.

[19] Voir méfaits des gras trans au chapitre sur les lipides.

[20] Sandstead HH. «Fiber, phytates, and mineral nutrition». *Nutr Rev* 1992; 50: 30-1; Walker ARP, Walker BF I. I. «Fiber, phytic acid, and mineral metabolism». *Nutr Rev* 1992; 50: 246-7.; Spivey Fox MR, Tao S-H. «Antinutritive effects of phytate and other phosphorylated derivatives». In: *Hathcock JN, ed. Nutritional Toxicology. New York: Academic Press,* 1989: 59-96. vol 3); Harland BF. «Dietary fibre and mineral bioavailability». *Nutr Res Rev* 1989; 2: 133-47.; Rossander L, Sandberg A-S, Sandstr=F6m B. «The influence of dietary fibre on mineral absorption and utilisation». In: *Schweizer TF, Edwards CA, ed. Dietary fibre - a component of food. Nutritional function in health and disease. London:* 1992; Sandberg AS, Hasselblad C, Hasselblad K, Hulten L. «The effect of wheat bran on the absorption of minerals in the small intestine». *Br J Nutr* 1982; 48: 185-91; Morris ER. «Phytate and dietary mineral bioavailability». In: *Graf E, ed. Phytic acid: Chemistry and applications. Minneapolis: Pilatus Press,* 1986: 57-76. vol 4).

[21] Aucune étude statistique n'appuie encore cette hypothèse. Toutefois plusieurs études récentes confirment l'efficacité des polyphénols à combattre le cancer et les maladies cardio-vasculaires.

[22] Il existe deux types de fibres: les solubles et les insolubles. Voir glossaire.

[23] Eaton SB, Eaton SB III, Konner MJ, et al., "An evolutionary perspective enhances understanding of human nutritional requirements," *Journal of Nutrition,* June 1996;126:1732-40.

[24] Graphique du site www.DiabSurf.com reproduit avec la permission de l'auteur, le Dr Paul Roesch du Centre Hospitalier de Mulhouse

[25] *Am J Clin Nutr*. 2000 Mar;71(3):682-92

[26] Yu-Poth S, et al. «Effects of the National Cholesterol Education Program's step I and step II dietary risk factors: a meta-analysis. *Am J Clin Nutr* 1999; 69:632-46

[27] Truswell AS. «Food Carbohydrates and plasma liquids – an update. *Am J Clin Nutr* 1994; 59:710-8S

[28] Nachbar, M., and Oppenheim, J.. «Lectins in the United States diet: a survey of lectins in commonly consumed foods and a review of the literature .» *The American Journal of Clinical Nutrition,* (1980)Vol. 33, No. 11, 2338-2345

Chapitre 5

[29] *Framingham Nurses' Study*

[30] Mensink R et al. «Effects of dietary fatty acids and carbohydrates on the ratio of serum total to HDL cholesterol and on serum lipids and apolipoproteins: a meta-analysis of 60 controlled trials»., *Am J Clin Nutr.* 2003 May;77(5):1146-55

[31] Même si certains aliments comme par exemple les jaunes d'œuf contiennent des gras saturés, il ne faut pas nécessairement les bannir pour autant. Les autres qualités nutritives de ces aliments doivent être prises en compte dans cette décision.

[32] Renaud S. et al.(1983), «Protective effects of dietary calcium and magnesium on platelet function and atherosclerosis in rabbits fed saturated fat», *Atherosclerosis,* vol 47, p 189-198

[33] Selon le site www.bantransfats.com dédié au sujet.

[34] Les gras trans inhibe l'action de l'enzyme delta 6 désaturase (D6D) qui est essentielle pour la production

d'ALG, d'ADLG et éventuellement de PGE1 (Ascherio and Willet, 1997). En plus, les gras trans bloquent la conversion déjà difficile de l'acide linoléique (AL) en acide eicosapentanoique (AEP). La figure 5 illustre les méfaits des gras trans sur l'équilibre hormonal. Voir Salem et al., «In vivo conversion of linoleic acid to arachidonic acid in human adults», *Prostaglandins Leukot Essent Fatty Acids*. 1999 May-Jun;60(5-6):407-10; Pawlosky et al. «Physiological compartmental analysis of -linolenic acid metabolism in adult humans» *Journal of Lipid Research*, Vol. 42, 1257-1265, August 2001

[35] *The Lancet, March* 1993, 341(8845):581-5

[36] *Journal Arteriosclerosis, Thrombosis and Vascular Biology*, July, 2001

[37] Étude du Dr Claire Madigan du Département de Médecine clinique de Dublin (Irlande), publiée dans *Diabetes Care (Vol. 23: 1472-1477, 2000).*

[38] Simopoulos, «Workshop on the Essentiality of and Recommended Dietary Intakes for Omega-6 and Omega-3 Fatty Acids», *Journal of the American College of Nutrition*, Vol. 18, No. 5, 487-489 (1999); Kris-Etherton et al., «Polyunsaturated fatty acids in the food chain in the United States», *American Journal of Clinical Nutrition*, Vol. 71, No. 1, 179-188, January 2000

[39] Voir figure 6. Nous savons que les acides gras omega-6 sont les matières premières utilisées pour la synthèse de plusieurs hormones vitales qui fonctionnent souvent par paires opposées comme la PGE1 et la TXA2. Nous savons également que la présence d'acides gras omega-3 comme l'AEP inhibe l'action de l'enzyme D5D qui favorise notamment la conversion des acides gras omega-6 en TXA2 au détriment de la PGE1. Or, si le ratio alimentaire omega-6/omega-3 est déséquilibré, l'équilibre entre la TXA2 et la PGE1 l'est également.

[40] Lemieux et al, «Total Cholesterol/HDL Cholesterol Ratio vs LDL Cholesterol/HDL Cholesterol Ratio as Indices of Ischemic Heart Disease Risk in Men» *Arch Intern Med.* 2001;161:2685-2692

[41] Burr, «Lessons from the story of n-3 fatty acids», *American Journal of Clinical Nutrition*, Vol. 71, No. 1, 397S-398s, January 2000 2000

[42] Salem et al., «In vivo conversion of linoleic acid to arachidonic acid in human adults», *Prostaglandins Leukot Essent Fatty Acids.* 1999 May-Jun;60(5-6):407-10; Pawlosky et al. «Physiological compartmental analysis of -linolenic acid metabolism in adult humans» *Journal of Lipid Research*, Vol. 42, 1257-1265, August 2001

[43] Kris-Etherton et al., «Polyunsaturated fatty acids in the food chain in the United States», *American Journal of Clinical Nutrition*, Vol. 71, No. 1, 179-188, January 2000

[44] Mahadik and Evans, «Essential fatty acids in the treatment of schizophrenia», *Drugs of today,*1997:33(1):5-17

[45] Connor, «Importance of n-3 fatty acids in health and disease», *American Journal of Clinical Nutrition*, Vol. 71, No. 1, 171S-175S, January 2000; James et al, «Dietary polyunsaturated fatty acids and inflammatory mediator production», *American Journal of Clinical Nutrition*, Vol. 71, No. 1, 343S-348s, January 2000; Kremer, «n-3 Fatty acid supplements in rheumatoid arthritis», *American Journal of Clinical Nutrition*, Vol. 71, No. 1, 349S-351s, January 2000

[46] Fugh-Berman and Cott, «Dietary Supplements and Natural Products as *Psychotherapeutic Agents* » *Psychosomatic Medicine* 61:712-728 (1999)

[47] Matorras et al., «Longitudinal study of fatty acids in plasma and erythrocyte phospholipids during pregnancy» *J Perinat Med.* 2001;29(4):293-7; Hibbeln, «Seafood consumption, the DHA content of mothers' milk and prevalence rates of postpartum depression: a cross-national, ecological analysis», *J Affect Disord.* 2002 May;69(1-3):15-29; Helland et al., «Similar Effects on Infants of n-3 and n-6 Fatty Acids Supplementation to Pregnant and Lactating Women» *PEDIATRICS* Vol. 108 No. 5 November 2001, p. e82

[48] Olsen et Secher, «Low consumption of seafood in early pregnancy as a risk factor for preterm delivery: prospective cohort study» *BMJ* 2002;324:447 (23 February)

[49] Freeman, «Omega-3 fatty acids in psychiatry: a review». *Ann Clin Psychiatry* 2000 Sep;12(3):159-65

[50] Sanders, 1999

[51] Richardson and Ross, «Fatty acid metabolism in neurodevelopmental disorder: a new perspective on associations between attention-deficit/hyperactivity disorder, dyslexia, dyspraxia and the autistic spectrum» *Prostaglandins Leukot Essent Fatty Acids.* 2000 Jul-Aug;63(1-2):1-9

[52] Richardson and Puri, The potential role of fatty acids in attention-deficit/hyperactivity disorder *Prostaglandins Leukot Essent Fatty Acids.* 2000 Jul-Aug;63(1-2):79-87

[53] Mitchell et al., «The effects of essential fatty acid supplementation by Efamol in hyperactive children». *J Abnorm Child Psycho* 1987;15:75-90.

[54] Richardson et al, «Eicosapentaenoic acid treatment in schizophrenia associated with symptom remission, normalisation of blood fatty acids, reduced neuronal membrane phospholipid turnover and structural brain changes» *Int J Clin Pract.* 2000 Jan-Feb;54(1):57-63

[55] Taylor et al, «Visual function, fatty acids and dyslexia» *Prostaglandins Leukot Essent Fatty Acids.* 2000 Jul-Aug;63(1-2):89-93

[56] Stordy, «Dark adaptation, motor skills, docosahexaenoic acid, and dyslexia» *American Journal of Clinical Nutrition,* Vol. 71, No. 1, 323-326, January 2000

[57] Burgess et al. «Long-chain polyunsaturated fatty acids in children with attention-deficit hyperactivity disorder» *American Journal of Clinical Nutrition,* Vol. 71, No. 1, 327-330, January 2000

[58] Castellanos et al. «Developmental trajectories of brain volume abnormalities in children and adolescents with attention-deficit/hyperactivity disorder» *JAMA.* 2002 Oct 9;288(14):1740-8.

[59] Mortensen et al., «The association between duration of breastfeeding and adult intelligence» *JAMA.* 2002 May 8;287(18):2365-71

[60] Sawazaki et al. «The effect of docosahexaenoic acid on plasma catecholamine concentrations and glucose tolerance during long-lasting psychological stress: a double-blind placebo-controlled study». *J Nutr Sci Vitaminol* (Tokyo) 1999 Oct;45(5):655-65

[61] Hillbrand et al. «Investigating the role of lipids in mood, aggression, and schizophrenia». Psychiatr Serv 1997:48(7):875-876; Fugh-Berman and Cott «Dietary Supplements and Natural Products as Psychotherapeutic Agents», *Psychosomatic Medicine* 61:712-728 (1999)

[62] Muldoon et al. «Lowering cholesterol concentrations and mortality: a quantitative review of primary prevention trials». *BMJ* 1990, 301(6747):309-14.; Neaton et al. «Serum cholesterol level and mortality findings for men screened in the Multiple Risk Factor Intervention Trial. Multiple Risk Factor Intervention Trial Research Group». *Arch Intern Med* 1992, 152(7):1490-500.

[63] Marchioli et al. «GISSI-PrevenzioneInvestigators. Early protection against sudden death by n-3 polyunsaturated fatty acids aftermyocardial infarction: time-course analysis of the results of the Gruppo Italiano per lo Studio della Sopravvivenza nell'Infarto Miocardico (GISSI)-Prevenzione». *Circulation* 2002 Apr 23;105(16):1897-903; Albert et al. «Blood levels of long-chain n-3 fatty acids and the risk of sudden death». *N Engl J Med* 2002 Apr 11;346(15):1113-8; Bucher et al. «N-3 polyunsaturated fatty acids in coronary heart disease: a meta-analysis of randomized controlled trials». *Am J Med* 2002 Mar;112(4):298-304

[64] Kang and Leaf, "Prevention of fatal cardiac arrhythmias by polyunsaturated fatty acids". *Am J Clin Nutr* 2000 71: 202-207

[65] D.C.Ghosh, A.N.Banik

Chapitre 6

[66] L'histidine est seulement essentielle chez les nouveau-nés.

[67] J'entends par viande non seulement la viande rouge, la volaille, mais aussi le poisson et les fruits de mer.

[68] Il s'agit plus précisément en termes chimiques d'une fonction amine.

[69] Une carence en zinc cause des problèmes de libido chez l'homme; l'huître est également une excellente source de zinc

[70] Les suppléments d'oméga-3 d'origine végétale ne comprennent pas d'AEP et d'ADH

71   Selon le Dr Barry Sears

72   Comme nous l'avons vu au chapitre 5 l'organisme réussit difficilement à synthétiser les acides gras omega-3 ADH et AEP essentiels à la santé du système nerveux à partir de l'acide gras linolénique alpha ALA contenu dans les noix et l'huile de lin. De plus, cet acide gras inhibe l'action de l'enzyme delta 6 désaturase responsable de la conversion des acides gras omega-6 en hormones vitales (voir chapitre 3). Finalement, ces dernières sont majoritairement converties en hormones eicosanoïdes pro-inflammatoires (comme la TXA2) à cause de la pénurie en acide gras AEP qui inhibe l'action de l'enzyme delta 5 désaturase (voir figure 7).

73   Herens M. C., Dagnelie P. C., Kleber R. J., Mol M. C. J., van Staveren W. A.. « Nutrition and mental development of 4-5 year old children on macrobiotic diets ». *J Hum Nutr Diet* 1992; 5: 1-9

Chapitre 7

74   Rude RK, et al., "Magnesium deficiency: possible role in osteoporosis associated with gluten-sensitive enteropathy", *Osteoporos Int.*1996;6(6):453-61.

75   Suh I et al.; "Alcohol use and mortality from coronary artery disease: the role of high-density lipoprotein cholesterol", *Annals of Internal Medicine* 1992; 116(11):881-7.

76   Van Der GAAG MS et al. « Daily moderate alcohol consumption increases serum paraoxonase activity ; a diet-controlled, randomised intervention study in middle-aged men. » *Atherosclerosis* 1999;147:405-10

77   Gusman, J. et al. « A reappraisal of the potential chemopreventive and chemotherapeutic properties of resveratrol ». *Carcinogenesis* 2001;22:1111-17

78   Orgogozo JM e al. « Wine consumption and dementia in the elderly: a prospective community study in the Bordeaux area ». *Revue Neurologique* 1997;153:185-92

79   Hayek T et al. « Reduced progression of atherosclerosis in apolipoprotein E-deficient mice following consumption of red wine, or its polyphenols quercetin or catechin, is associated with reduced susceptibility of LDL to oxidation and aggregation ». *Arterioscler Thromb Vasc Biol* 1997 Nov;17(11):2744-52

80   Picard F. et al., « Sirt1 promotes fat mobilization in white adipocytes by repressing PPAR-gamma », *Nature.* 2004 Jun 2 Epub 2004 Jun 02

81   REM pour Rapid Eye Mouvement soit le degré de sommeil le plus profond et également le plus récupérateur.

82   *Journal of Thrombosis and Haemostasis* 2003; 1 Supplement 1 July: P2002

83   Bobek et al.,. « Dose and time dependent hypocholesterolemic effect of oyster mushroom (Pleurotus ostreatus) in rats ». *Nutrition* 14, 282-286 (1998).

84   Ying, J. et al. 1987. « Icones of Medicinal Fungi From China ». Translated by X. Yuehan. Beijing: Science Press; Zusman et al. « Role of apoptosis, proliferating cell nuclear antigen and p53 protein in chemically induced colon cancer in rats fed corncob fiber treated with the fungus Pleurotus ostreatus » *Anticancer Res* 1997 May;17(3C):2105-2113

85   Chiara G, « Anti-tumor and metastasis - inhibitory activities of lentinans as an immunomodulator ». *Cancer Detect Prev Suppl.* 1987:423-443; Fujii et al. 1978; Ghoneum et al.. "Immunomodulatory and anticancer effects of active hemicellulose compound (AHCC)" International Journal of Immunotherapy XI (1) 23-28 (1995)

86   Yamamoto et al. « Immunopotentiating activity of the water-soluble lignin rich fraction prepared from LEM--the extract of the solid culture medium of Lentinus edodes mycelia » *Biosci Biotechnol Biochem.* 1997 Nov;61(11):1909-12

87   Sarkar, et al.,. "Antiviral effect of the extract of culture medium of Lentinus edodes mycelia on the replication of herpes simplex virus 1." *Antiviral Research.* April 20(4): 293-303 (1993)

88   Ghoneum, M.,. "Anti-HIV activity in vitro of MGN-3, an activated arabinoxylane from rice bran." *Biohechemical and Biophysical Research Communications* 243: 25—29 (1998)

[89] Sia et al. "Effects of shitake extract on human neutrophilis and U937 monocytic cell line", *Phytotherapy research* 13 (1999)133-37.

[90] Kabir et Yamaguchi, «Effect of shiitake (Lentinus edodes) and maitake (Grifola frondosa) mushrooms on blood pressure and plasma lipids of spontaneously hypertensive rats» *J Nutr Sci Vitaminol* (Tokyo). 1987 Oct;33(5):341-6; Jong et al., 1991

[91] Hirasawa et al. "Three kinds of antibacterial substances from Lentinus edodes " *International Journal of Antimicrobial Agents* Feb; 11(2):151-157 1999

[92] Lane et al., *Psychosomatic Medicine* 2002

[93] Kiejzers et al., *Diabetes Care* 2002; Thong et al *Diabetes* 2002

[94] Tuomilehto J, Tuomilehto-Wolf E, Virtala E, LaPorte R. "Coffee consumption as trigger for insulin dependent diabetes mellitus in childhood". *Br Med* J 1990; 300: 642–3

[95] Tuomilehto J, Karvonen M, Pitkäniemi J et al. "Record-high incidence of Type 1 (insulin-dependent) diabetes mellitus in Finnish children". *Diabetologia* 1999; 42: 655–60

[96] Virtanen SM, Rasanen L, Aro A et al. «Is children's or parents' coffee or tea consumption associated with the risk for type 1 diabetes mellitus in children?" Childhood Diabetes in Finland Study Group. *Eur J Clin Nutr* 1994; 48: 279–85

[97] Grubben et al. AJCN 2000; 71: 480-4

[98] Van Dam RM, Feskens EJM. "Coffee consumption and risk of type 2 diabetes mellitus". *Lancet* 2002; 360: 1477–8

[99] Reunanen A, Heliovaara M, Aho K. "Coffee consumption and risk of type 2 diabetes mellitus". *Lancet* 2003; 361: 702–3

[100] Broadhurst CL, Polansky MM, Anderson RA. "Insulin-like biological activity of culinary and medicinal plant aqueous extracts in vitro". *J Agric Food Chem* 2000; 48: 849–52.

Kao YH, Hiipakka RA, Liao S. "Modulation of endocrine systems and food intake by green tea epigallocatechin gallate". *Endocrinology* 2000; 141: 980–7.

Waltner-Law ME, Wang XL, Law BK et al. "Epigallo-catechin gallate, a constituent of green tea, represses hepatic glucose production". *J Biol Chem* 2002; 277: 34933–40.

[101] Yu H, Zhu ZG, Yin W et al. "Tegreen improves glucose and lipid metabolism in obese rats that have features similar to metabolic syndrome X". *Experimental Biology Society,* San Diego, CA, April 2003

[102] Yang JA, Choi JH, Rhee SJ. "Effects of green tea catechin on phospholipase A2 activity and antithrombus in streptozotocin diabetic rats". *J Nutr Sci Vitaminol* 1999; 45: 337–46.

[103] Hosoda K, Wang MF, Liao ML et al. "Antihyperglycemic effect of oolong tea in type 2 diabetes". *Diabetes Care* 2003; 26: 1714–8.

Chapitre 8

[104] Cette affirmation suppose que l'homme en question ne souffre pas d'une maladie particulière.

[108] Babyak, M et al. (2000), «Exercise treatment for major depression: Maintenance and therapeutic benefit at 10 months»; *Psychosomatic medicine,* vol. 62 (5), p. 633-638

[109] Paffenbarger, R. S. et al. (1994), «Physical activity and personal characteristics associated with depression and suicide in American college men», *Acta Psychiatrica Scandinavica* (suppl.), vol. 377, p16-22

[110] Blumenthal, J et al. (1999), «Effects of exercise training on older patients with major depression», *Archives of Internal Medicine,* vol. 159, p 2349-2356

[111] Thoren, P. et al (1990), «Endorphins and exercise: Physiological mechanisms and clinical implications », *Medicine & Science in Sports & Exercise,* vol 22 (4), p.417-428; Sher, L. (1996), «Exercise, wellbeing, and endogenous molecules of mood», The Lancet, vol. 348 (9025), p. 477

[112] Activité «complète» au sens que toutes les parties du corps travaillent.

[113] Lee IM et al. « Physical activity and coronary heart disease in woman; is « no pain, no gain » passé ? » JAMA (2001);285(11):1447-54; Chakravarthy MV et al. « An obligation for primary care physicians to prescribe physical activity to sedentary patients to reduce the risk of chronic health conditions.» *Mayo Clin Proc* (2002);77:165-73

[114] Bassett, JR., D. R.. P. L. Schneider. and G. E. Huntington. « Physical Activity in an Old Order Amish Community». *Med. Sci. Sports Exerc..* Vol. 36. No. 1. pp. 79-85. 2004.

[115] Pollock ML et al. « Resistance exercise in individuals with and without cardiovascular disease », *Circulation* (2000);101:828-33

[116] Comme le ashtanga yoga.

Chapitre 9

[117] Eaton SB and Konner M, "Paleolithic Nutrition: A consideration of its nature and current implications," *New England Journal of Medicine,* Jan 31, 1983;312:283-9

[118] Lemieux et al, 2001

[119] Wang TD et al, *Am J Cardiol.* 2001, Oct 1;88(7):737-43

[120] Morgan SA et al; *J AM Diet Assoc* 1993; 93: 644-648

[121] Lyons, T.J., « Glycation and Oxidation: A role in the pathogenesis of atherosclerosis », *American Journal of Cardiology,* 71(6), 1993, pages 26B-31B

[122] Ravnskov U.,*QJM.* (2002) Jun;95(6):397-403

[123] Moffatt R.J., *Atherosclerosis* 1988; 74: 85-89

[124] McConnell MV et al; *Am J Cardiol* 1997; 80: 1226-1228

[125] Kokkinos PF et al.; *Arch Intern Med* 1995; 155: 415-420

[126] Rossner S et al; *Atherosclerosis* 1987; 64: 125-130

[127] De Lorgeril et al. (1994), « Mediterranean alpha-linolenic acid rich diet in secondary prevention of coronary heart disease », *The Lancet,* vol. 343, p.1454-1459

[128] « Exercise-Induced Weight Loss Preferentially Reduces Abdominal Fat". *Med. Sci. Sports Exerc..* Vol. 35, No 2. p. 207-213.2003. ET Wong. S. L.. P. 1. Katzmarzyk. M. Z. Nichaman, 1. S. Church. S. N. Blair. and R. Ross. « Cardiorespiratory Fitness is Associated with Lower Abdominal Fat Independent of Body Mass Index». *Med. Sci. Sports Exerc.,* Vo1..36. No.2. pp. 286-291. 2004.

[129] Goodwin, J.S. and Webb, « D.R. Regulation of the immune response by prostaglandins". *Clin. Immunol. Immunopathol.,* 15:106-122, 1980

[130] Santoro, M.G. « Involvement of proteins synthesis in the antiproliferative and the antiviral action of prostaglandins". In: Garaci E., Paoletti R., Santoro M.G. (eds.) *Prostaglandins in cancer research.* Springer, Berlin, Heidelberger, New York, Tokyo, 1987, pp. 97-114

Chapitre 10

[131] Kaufman M. « Homeopathy in America». Baltimore, 1971, *The Johns Hopkins University Press.*

Chapitre 11

[132] *Am J Clin Nutr.* 2000 Mar;71(3):682-92

[133] Ces ratios ont été calculés par le Dr Ornish

[134] Attention: tout gibier sauvage n'est pas propre à la consommation humaine dont notamment le gibier charognard (le renard par exemple).

[135] L'arachide et la noix d'acajou sont des légumineuses et non des noix! Il convient donc de bien les peler pour éviter de s'intoxiquer aux lectines.

[136] Information fournie par le nutritionniste Ian Marber de Grande-Bretagne

Chapitre 12

[137]   Morgan Spurlock, IDP Film, 2004

Annexe B

[138]   Tableau reproduit du site www.diabete.about.com avec la permission de l'auteur